AF313085

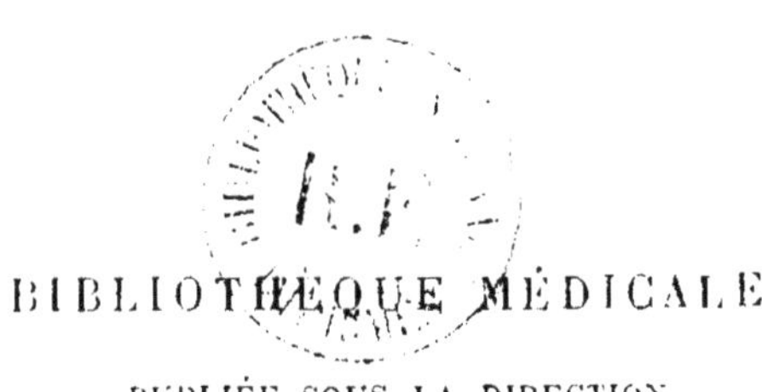

BIBLIOTHÈQUE MÉDICALE

PUBLIÉE SOUS LA DIRECTION

DE MM.

J.-M. CHARCOT	**G.-M. DEBOVE**
Professeur à la Faculté de médecine	Professeur à la Faculté de médecine
de Paris	de Paris
Membre de l'Institut	Médecin de l'hôpital Andral

BIBLIOTHÈQUE MÉDICALE

CHARCOT-DEBOVE

VOLUMES PARUS DANS LA COLLECTION

V. Hanot. — LA CIRRHOSE HYPERTROPHIQUE AVEC ICTÈRE CHRONIQUE.

G.-M. Debove et **Courtois-Suffit.** — TRAITEMENT DES PLEU-RÉSIES PURULENTES.

J. Comby. — LE RACHITISME.

Ch. Talamon. — APPENDICITE ET PÉRITYPHLITE.

POUR PARAITRE PROCHAINEMENT

I. Straus. — LE BACILLE DE LA TUBERCULOSE.

P. Daremberg. — TRAITEMENT DE LA PHTISIE PULMONAIRE.

G.-M. Debove et **Rémond** (de Metz). — LAVAGE DE L'ESTOMAC.

Séglas. — DES TROUBLES DU LANGAGE CHEZ LES ALIÉNÉS.

P. Sollier. — LES TROUBLES DE LA MÉMOIRE.

Yvon. — NOTIONS DE PHARMACIE NÉCESSAIRES AU MÉDECIN.

L. Capitan. — THÉRAPEUTIQUE DES MALADIES INFECTIEUSES.

Chaque volume se vend séparément. Relié : 3 fr. 50

LA
CIRRHOSE HYPERTROPHIQUE

AVEC ICTÈRE CHRONIQUE

PAR

V. HANOT

AGRÉGÉ DE LA FACULTÉ
MÉDECIN DE L'HOSPICE SAINT-ANTOINE

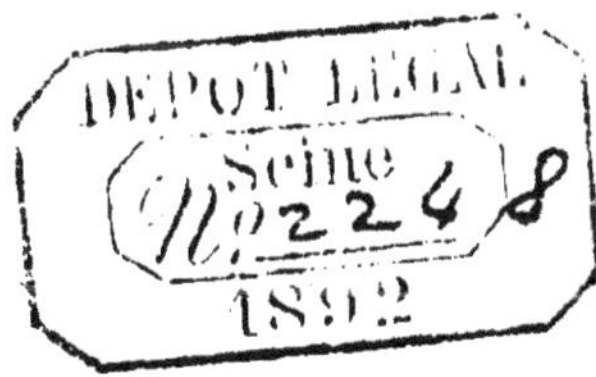

PARIS

RUEFF ET Cie, ÉDITEURS

106, BOULEVARD SAINT-GERMAIN, 106

—

1892

PRÉFACE

La question de la cirrhose hépatique, si simple
autrefois dans sa précision trompeuse, est devenue
de plus en plus complexe. L'entité morbide de
Laennec a été successivement morcelée. Les travaux de reconstruction encombrent la route et le
temps n'est pas encore venu d'établir une classification définitive.

Au milieu de toutes ces transformations, la cirrhose hypertrophique avec ictère chronique a conservé son autonomie. Bien que la pathogénie en
soit restée obscure, sa place reste marquée sur le
terrain de la clinique et de l'anatomie pathologique. C'est ce qui ressortira, je l'espère, de cette
étude.

CIRRHOSE HYPERTROPHIQUE

CHAPITRE I

HISTORIQUE

I

Une nouvelle cirrhose.

De Laënnec à Requin. — Andral. — Boulland. — Becquerel. — Cruveilhier. — Les deux observations de Requin. — Monneret.

Extrait d'un cas de cirrhose avec hypertrophie générale du foie[1]. — « Pierre Racine, menuisier, âgé de 52 ans, entre, le 26 avril 1844, à l'Hôtel-Dieu annexe, salle Sainte-Geneviève, n° 11 *ter*.

« Cet homme raconte qu'il a été déjà soigné pour la même maladie dans le service de M. Bouillaud ; qu'après un traitement de plusieurs semaines, il s'était trouvé fort soulagé et s'en était retourné à Abbeville, sa ville natale ; mais qu'ayant été pris de nouveau de ses douleurs, il était revenu à Paris réclamer les secours de la médecine.

« En somme, il y a 6 mois que cet homme éprouve

1. REQUIN. *Pathologie médicale*, t. II, p. 749, 1846.

un sentiment de pesanteur dans l'hypochondre droit. Sa peau présente partout une teinte ictérique. Son ventre est ballonné, et l'on y sent le flot intérieur d'un liquide.

« Le foie se montre très volumineux; la palpation en reconnaît le bord tranchant à plus d'un décimètre au-dessous des fausses côtes; la matité est en rapport avec ce que démontre la palpation. La pression d'ailleurs n'est point douloureuse. Ce malade n'a point perdu l'appétit. Les digestions se font régulièrement. Les principales fonctions de l'économie s'accomplissent d'une manière normale.

« Les urines verdissent par l'acide azotique. La teinte verte ne se montre point toujours la même : il y avait certains jours où elle était beaucoup plus prononcée. Nous crûmes qu'elle devenait moins forte après l'application des ventouses scarifiées sur l'hypochondre.

« Une marche de plusieurs heures détermine chez le malade un œdème des membres abdominaux : cet œdème disparaît par le repos du lit.

« Il est bon de noter qu'il existait une douleur dans l'épaule du côté droit.

« Jamais aucune réaction fébrile ne vient compliquer l'état du malade.

« Quel diagnostic porter?

. . . .

« Tout bien considéré, il nous reste à choisir entre l'hépatite chronique et la cirrhose. Si l'on

s'en rapporte à ce que disent les auteurs de la cirrhose, qui ne se présenterait jamais, assurent-ils,
que de compagnie avec l'atrophie du foie, ce n'est
pas à une cirrhose que nous aurions ici affaire,
car le foie a sensiblement augmenté de volume. Et
cependant l'autopsie devait démontrer l'existence
d'une cirrhose.

« Le malade a pris chaque jour une bouteille d'eau
de Vichy; il a subi l'application de nombreuses
ventouses scarifiées sur la région du foie; il a eu à
plusieurs reprises les sangsues à l'anus. La mort
arriva presque subitement, le 1er juin, à la suite
d'une indigestion, qui sembla avoir déterminé une
hypérémie encéphalique.

« Autopsie.

.   .   .   .

« Le foie présente un volume énorme. Mesuré
dans le sens de son plus grand diamètre, il a
38 centimètres de longueur. Son poids est de 3 kilogrammes et 50 grammes.

« La cirrhose est des plus complètes et des mieux
caractérisées. La substance jaune est hypertrophiée,
tandis que la substance rouge a presque entièrement
disparu. »

Telle est la première observation de cirrhose
hypertrophique dont il soit fait mention dans la
littérature médicale.

Les dénominations de substance rouge et de substance jaune font allusion aux théories alors
régnantes. A l'époque où écrivait Requin, on n'accor-

dait déjà plus aucune créance à l'hypothèse de
Laënnec, qui considérait les « cirrhoses » comme
des produits de nouvelle formation, pouvant se
développer dans le parenchyme hépatique comme
dans d'autres organes et sujets au ramollissement,
comme tous les produits de ce genre. Boulland,
qui le premier s'était élevé contre elle, avait émis
cette théorie, à savoir que la cirrhose consistait dans
l'atrophie d'une des deux substances du parenchyme hépatique, la substance rouge ou vasculaire,
d'où par conséquent une forme plus saillante de la
substance blanche ou jaune. Cette opinion était
partagée par Andral et Becquerel; mais ce dernier
avait soin d'ajouter que l'hypertrophie était due à
l'infiltration de la substance jaune par une matière
plastique albumino-fibrineuse se contractant plus
tard après avoir perdu son eau. Et c'est à cette
manière de voir que Requin s'était rallié lorsqu'il
citait dans ses *Éléments de pathologie* l'observation
précédente, observation qui devait être le point de
départ d'une évolution nouvelle de la pathologie
hépatique[1].

1. MORGAGNI. XXXVI⁰ lettre. *Des tumeurs et de la douleur
dans les hypochondres.*

« Un lainier d'environ 40 ans était venu à l'hôpital de
Padoue pour des obstructions des hypochondres, comme il
disait lui-même. Le mauvais teint de sa face et sa santé qui
s'était affaiblie depuis un an entier, ainsi qu'une petite fièvre
qu'il avait souvent éprouvée et dont il n'était pas encore
guéri à cette époque, indiquaient qu'il disait vrai, et cela
était surtout confirmé par l'application de la main sur les
deux hypochondres, principalement sur celui du côté droit.

Andral avait déjà rapporté l'histoire d'un malade qui avait la jaunisse depuis trois ans et présentait une hypertrophie générale du foie. La
glande, d'un volume énorme, touchait en bas la
crête iliaque droite et s'étendait à gauche jusque
dans le flanc. Dans ces conditions il est bien difficile d'admettre que l'organe ne fût point cirrhosé.
Mais tous les cliniciens s'en tenaient à la loi formulée par Laënnec : « Un foie qui contient des
cirrhoses perd de son volume au lieu de s'accroître
d'autant », loi absolument conforme à l'opinion
émise autrefois par Bichat : « Cet état (les granula-

Comme il paraissait avoir déjà retiré quelque soulagement
des remèdes de cet hôpital, voilà qu'il est pris d'une fièvre
aiguë, accompagnée de signes d'une inflammation interne de
la poitrine, et il en meurt en l'espace de 10 à 12 jours.

« Examen du cadavre. Le cadavre fut transporté au gymnase
pour le commencement du cours d'anatomie, l'an 1746. En
l'examinant je vis qu'il était blanc sans être entièrement
maigre et que les pieds n'étaient pas tuméfiés....

« Cependant les organes contenus dans le ventre étaient
dans l'état naturel, à l'exception de ceux-ci. *Le foie était gros
outre mesure*, en sorte que son volume excessif frappe
aussitôt les regards de tout le monde : quoiqu'il ne fût pas
d'une mauvaise couleur à l'extérieur, cependant à l'intérieur
il était d'un brun un peu pâle ; et, soit qu'on le regardât avec
des yeux attentifs en dedans ou en dehors, on voyait qu'il
était tout entier parsemé de certains points bruns et qu'il
se trouvait *plus dur* qu'à l'ordinaire, ce dont je m'assurai
avec les doigts et avec le scapel en le coupant de mille manières
dans toutes les directions.

« Il y avait peu de bile dans la vésicule, qui était petite et
grêle par rapport au volume du foie, et sa couleur appro-
chait presque d'une teinte cendrée. *La rate était deux fois
plus grosse* qu'à l'ordinaire dans toutes ses dimensions. »

tions hépatiques) ne se complique jamais du volume extraordinaire du foie ; au contraire, il diminue et double sa densité comme sa résistance. » Tout au plus quelques-uns d'entre eux admettaient-ils avec Becquerel qu'au premier degré de la cirrhose, comme on disait alors, le foie pouvait être un peu hypertrophié.

Quoi qu'il en soit, l'observation de Requin, malgré son importance, malgré le démenti formel qu'elle donnait aux lois rappelées plus haut, n'en passa pas moins inaperçue ; les pathologistes n'en continuèrent pas moins à répéter et à redire que l'atrophie est la conséquence nécessaire de la cirrhose.

Un second fait, à peu près de la même nature, se présenta trois ans plus tard à la Maison nationale de santé, dans le service de Requin. Le foie notablement augmenté de volume et de poids (2 kilogr. 900) avait les caractères de la cirrhose la plus franche et la mieux caractérisée. « Ces résultats, dit en terminant M. Mesnet qui publia ce nouveau cas dans *l'Union médicale*, nous autorisent donc bien à conclure que la cirrhose n'entraîne pas nécessairement l'atrophie du foie ; que les deux lésions, hypertrophie du foie et cirrhose, loin de s'exclure mutuellement, peuvent parfaitement exister ensemble. On ne peut donc plus dire, comme M. Cruveilhier, que l'essence de la cirrhose doit consister dans l'atrophie du plus grand nombre de granulations hépatiques et la diminution du volume général de l'organe. puisque deux faits déjà viennent offrir à la science des foies atteints d'une cirrhose parfaitement caractérisée et d'une hypertrophie bien évidente[1]. » C'est donc instruit par les deux exemples dont il avait été témoin que Requin[2] put écrire les lignes suivantes : « La cirrhose est due à l'hypertrophie de la trame vasculocelluleuse d'un plus ou moins grand nombre de granulations hépatiques. Ces granulations s'hypertrophient non pas toutes en même temps, mais successivement, et elles atrophient les granulations restées saines. De là, en règle ordinaire, le ratatinement et l'atrophie de la masse générale du foie. Mais, dans certains cas, il peut se faire, on le conçoit sans peine, que le nombre des granulations qui s'hypertrophient soit tout de suite assez considérable pour constituer une hypertrophie générale du viscère. »

Cette nouvelle vue ne fut point acceptée sans conteste. Et en 1852, Monneret, dans un mémoire publié dans les *Archives de médecine* protesta, pour ainsi dire, de la façon suivante : « La pathologie du foie, déjà très difficile et ténébreuse par elle-même, a été encore obscurcie par certaines dénominations que l'on a imposées à des maladies de la glande hépatique, sans prendre soin de limiter nettement la lésion que l'on prétendait limiter

1. MESNET. *Union médicale*. 1849. Cas de cirrhose avec hypertrophie du foie. p. 182.
2. REQUIN. *Supplément au Dict. des Dict.*. 1851.

de la sorte. Telle est précisément l'expression de cirrhose qui, après avoir servi primitivement à dénommer une affection identique à elle-même, s'applique maintenant à plusieurs maladies du foie. » Et plus loin se trouve cette phrase : « Si l'on parle d'hypertrophie hépatique dans la cirrhose, c'est qu'on a réuni sous ce titre des cas de congestion active ou d'autres lésions dont je n'ai pas à m'occuper dans ce travail. »

II

La cirrhose hypertrophique définitivement admise.

De Requin à Paul Ollivier. — Gubler. — Millard. — Genouville. — Lacaze. — Charcot et Luys. — Jaccoud. — Les auteurs classiques.

École anglaise. — Kiernan. — Carswell. — Bright. — Budd. — Todd.

École allemande. — Hallmann. — Wagner. — Liebermeister. — Rokitansky. — Frerichs. — Birsch-Hirschfeld.

L'opposition de Monneret fut la dernière, du moins en France ; car, l'année suivante, Gubler, dans sa thèse d'agrégation (1853), citait deux nouveaux cas et s'en servait pour établir sur une base clinique solide la distinction de la cirrhose hypertrophique d'avec la cirrhose atrophique.

Ces deux variétés furent confirmées dans la suite par les observations de Lacaze, Millard, Genouville, Charcot et Luys et de Jaccoud. Les deux dernières sont particulièrement précieuses, à des points de vue différents il est vrai. Le fait de M. Jaccoud, qui fit l'objet d'une conférence clinique à la Charité (1886), tire tout son intérêt de la minutieuse analyse des symptômes ; d'autre part, la communication de MM. Charcot et Luys à la Société de Biologie (1859) renferme le premier examen histologique de cirrhose hypertrophique ayant une véritable importance : « Dans la cirrhose, l'altération se borne à investir les acini ; les nouveaux tractus n'existent le plus souvent qu'à l'extérieur du tissu sécréteur du foie. Ici, au contraire, le mal pénètre plus profondément dans la partie active de l'organe ; non seulement il investit les acini, mais encore ses trabécules avancées vont jusque sur les cellules hépatiques qu'elles circonscrivent et qu'elles encadrent. » Pour la première fois, la cirrhose hypertrophique était ainsi séparée anatomiquement de la cirrhose de Laënnec comme elle en avait été séparée pour la première fois au point de vue clinique par Requin.

En 1871, parut l'important « Mémoire pour servir à l'histoire de la cirrhose hypertrophique » de Paul Ollivier[1]. Prenant occasion d'un fait personnel, ce médecin distingué réunit les cas déjà

1 P. OLLIVIER. *Union médicale*. 1871, p. 361.

publiés et rappela dans une sorte de monographie tout ce qu'on savait alors de la nouvelle affection.

Ce travail marque la fin d'une période. Désormais, la cirrhose hypertrophique a sa place marquée dans le cadre nosologique; mais elle ne l'a obtenue qu'après bien des hésitations. Dans une première période, en effet, les auteurs admettent une hypertrophie passagère précédant l'atrophie définitive, une hypertrophie qui passe plus ou moins inaperçue cliniquement, une hypertrophie théorique.

Dans la seconde, qui commence en 1846, la phase hypertrophique prend une existence positive; elle se manifeste par des symptômes pratiquement appréciables; elle n'est plus seulement passagère; elle peut subsister à l'état de signe capital pendant toute la durée de la maladie : à côté de la forme atrophique se place la forme hypertrophique qui n'est que l'expression moins banale, il est vrai, d'une maladie, la cirrhose du foie. C'est ainsi que l'entendent les classiques, comme en témoignent les passages suivants empruntés à Grisolle et à Jaccoud : « Dans le premier degré de la cirrhose, dit Grisolle, rien n'est changé dans la configuration de l'organe, qui conserve son volume normal; parfois même celui-ci est devenu plus considérable. C'est ce que Requin a vu en 1844; c'est aussi ce que j'avais moi-même observé en 1836, sur une malade morte à la clinique de Chomel et dont la pièce pathologique, déposée par moi, a été con-

servée pendant plusieurs années dans le musée
Dupuytren. J'ai rencontré plusieurs autres faits analogues. L'augmentation du volume, qui n'est généralement que passagère, peut néanmoins persister
jusqu'à la fin ; la cirrhose, en un mot, peut rester
hypertrophique pendant toute la durée de la maladie. » — « La cirrhose est une maladie du foie.
Cette qualification serait acceptable si, depuis
Laënnec, on n'avait pas attaché au mot cirrhose
l'idée erronée d'atrophie : or l'atrophie est possible,
mais n'est pas nécessaire ; c'est un effet tardif de
la maladie ; ce n'en est pas un effet primordial.

. . . .

« Dès les premières phases le foie est augmenté de
volume et déjà l'accroissement de consistance est
appréciable ; mais tant que l'hypermégalie persiste,
la surface de l'organe est lisse ou à peine vague-
ment granuleuse. La seconde période est caractérisée en tous cas par l'induration due à l'évolution
plus complète du tissu conjonctif, et souvent par
la diminution de volume et la déformation de l'organe. Si l'augmentation de volume a persisté, la
surface peut être parfaitement lisse ; j'ai rapporté un
exemple remarquable de ce genre. » (Jaccoud, *Path.
Int.*, t. II, p. 555, 5ᵉ édit., 1877.)

Pendant cette longue période de près d'un demi-
siècle qui s'étend depuis la découverte de Laënnec
jusqu'au mémoire de Paul Ollivier, la question de
la cirrhose avait fait l'objet de nombreux travaux
en Allemagne et en Angleterre.

Peu après les recherches de Kiernan[1], trop connues pour qu'il soit utile de les rappeler. Carswell[2] et Hallmann[3] démontrèrent, à l'aide du microscope, que la lésion capitale de la cirrhose consistait dans un développement exagéré du tissu fibreux entre les lobules du foie; l'état granuleux d'une part, l'atrophie de la glande et l'ascite d'autre part, s'expliquaient ainsi par la rétraction du tissu néoformé et par la compression du parenchyme et des vaisseaux qui en résultait. La démonstration était péremptoire, et l'on admit bientôt partout que l'accroissement et le ratatinement de la substance conjonctive interlobulaire représentaient bien le processus essentiel de la cirrhose. Budd put donc, malgré Oppolzer[4] et Rokitansky[5], faire de la nouvelle affection une hépatite interstitielle.

Déjà l'idée se répandait qu'à sa première phase la cirrhose vulgaire est hypertrophique. Bright paraît être un des premiers promoteurs, le premier probablement, de cette opinion qu'il a exprimée dans son mémoire sur la jaunisse (1836). Il déclare avoir pu, dans un certain nombre de cas, constater au début de la cirrhose une hypertrophie du foie qui, dans le cours de la maladie, avait fait place à

1. Kiernan. *The anatomy and physiology of the liver.* Philosophic. transact. 1833, p. 711 sq.

2. Carswell. *Pathological anatomy.* Art. Atrophy, pl. II.

3. Hallmann. *De cirrhos ihepatis.* Dissert. inaug. Berol., 1839.

4. Oppolzer. *Prager Vierteljahrsschrift* Bd. III, 1844, S. 17.

5. Rokitansky. *Handbuch. Aeltere Auflage.* S. 554.

une atrophie plus ou moins accentuée. Budd, qui incline quelque peu à douter de l'exactitude de ces observations du grand maître, reconnaît cependant que les adhérences si fréquentes qui existent entre le foie cirrhosé d'une part et le diaphragme de l'autre en raison de la longueur des bandes fibreuses qui les constituent, semblent indiquer que, à un moment donné, au moment de la formation de ces adhérences, le foie était en contact avec les parties dont il s'est éloigné par suite de l'atrophie qu'il a subie[1].

Bright parle aussi d'un garçon de 15 ans qui mourut après avoir présenté les symptômes caractéristiques de la cirrhose et dont le foie, malgré sa grande dureté, sa résistance, malgré l'aspect granuleux de la surface extérieure et de la surface de la coupe, surpassait d'un tiers le volume normal.

En 1857, Todd[2], sans doute au courant des observations françaises, prétend que la cirrhose hypertrophique est une maladie spéciale et n'a rien de commun avec la cirrhose du foie. Il décrit trois formes de cirrhose : 1° une forme hypertrophique, qui peut aboutir à l'atrophie, produite par l'épaississement de la capsule de Glisson et accompagnée d'ictère et d'ascite; 2° une forme atrophique, due à la destruction des cellules épithé-

1. D'après Charcot.
2. Todd. *Abstract of a clinical lecture on the chronic contraction of the liver. Med. Times and Gaz.*, 1857. Debr. 5, p. 571.

liales et à la prolifération secondaire du tissu conjonctif périportal ; 5° une cirrhose hypertrophique, dont le processus a pour point de départ la capsule de Glisson et qui est toujours accompagnée d'ictère, de dilatation des voies biliaires et d'adipose des cellules hépatiques.

Par contre, en Allemagne on continue comme par le passé à voir dans le foie hypertrophié et induré le premier stade de la cirrhose atrophique.

Wagner[1], sur 12 cas de cirrhose, n'en observe qu'un seul sans atrophie notable et ne sait comment l'expliquer ; il suppose que l'augmentation de volume est occasionnée par l'hypertrophie considérable du tissu conjonctif interacineux, tandis que Naumann[2] croit qu'elle tient à l'exsudation de sucs plastiques dans le tissu du foie.

Bien qu'il soit très rare de pouvoir examiner la cirrhose à sa première période, avant que l'atrophie ne survienne, car au stade de début cette affection n'entraîne qu'exceptionnellement la mort, Liebermeister[3] prétend néanmoins en avoir observé 3 cas et fait même à propos d'un foie de 5000 grammes les réflexions suivantes : « La description de l'état macroscopique et microscopique du foie nous indique une cirrhose au stade où la rétraction

---

1. WAGNER. *Archiv. der Heilkunde*, 1862. S. 469.
2. NAUMANN. *Handbuch der medic. Klinik. Bd. V. Berlin*, 1855. S. 65.
3. LIEBERMEISTER. *Beiträge zur pathologischen Anatomie und Klinik der Leberkrankheiten*, 1864. S. 59.

du tissu conjonctif proliféré et la formation de granulations ne se sont pas encore produites. A la vérité, l'eau-de-vie n'est pas en cause, mais il y avait eu excès de boisson, de bière. Il n'est pas douteux que par exception la vraie cirrhose ne puisse survenir chez des individus qui n'ont jamais pris de plus fortes boissons alcooliques. J'ai trouvé pour ma part une superbe cirrhose chez une femme qui n'avait jamais fait abus de spiritueux. » Dans ce cas, l'enserrement des lobules était plus complet que dans maints cas de foie muscade atrophique. La cirrhose était compliquée de dégénérescence parenchymateuse, combinaison très rare dont Mettenheimer[1] rapporte un exemple, et à laquelle il convient peut-être de rattacher les cas de Fritz[2], de Klob[3] et de Frerichs[4]. Ce dernier auteur cite en effet une observation d'hypermégalie hépatique et splénique (le foie, très pesant, résistant et granuleux, mesurait 11 pouces 1/4 dans son grand diamètre) avec ictère terminal, mais sans y attacher d'autre importance.

Bamberger et Rokitansky[5] partagent l'avis de Liebermeister. Et pour Birsch-Hirschfeld, on doit regarder la prolifération du tissu interstitiel avec

1. METTENHEIMER. *Ueber icterus gravis. Beobachtung. V. Betz Memorabilien*, 1862. 3. Lieferung. S. 52.

2. FRITZ. *Gazette des hôpitaux*, 1863, n° 21.

3. KLOB. *Zeitschrift der ges. der Aerzte zu Wien*, 1858, n° 47.

4. FRERICHS. *Klinik der Leberkrankheiten, Brschwg*, 1861. Bd. II. S. 11.

5. ROKITANSKY. *Pathologische Anatomie*, 1862. Bd. III.

augmentation de volume du foie comme le premier stade de l'atrophie cirrhotique, et refuser d'admettre une forme hypertrophique spéciale de la cirrhose, la cirrhose ou la sclérose des auteurs français. Tous les auteurs allemands sont unanimes sur ce point. Nous verrons plus tard qu'ils n'ont pas beaucoup varié d'opinion depuis cette époque.

III

Premières tentatives de démembrement de la cirrhose hypertrophique.

Mémoire de M. Hayem. — Cirrhose hypertrophique aiguë et chronique. — Cirrhose impaludique et cirrhose syphilitique.
Mémoire de M. Cornil. — Les néo-canalicules biliaires.
Hanot (Thèse 1875). — Étude sur une forme de cirrhose hypertrophique avec ictère chronique.

Loin de rattacher la cirrhose hypertrophique à la cirrhose de Laënnec comme on avait tenté de le faire dans la période précédente, on va démontrer par différents moyens qu'elle en diffère totalement, et prouver du même coup qu'elle n'est même pas toujours identique à elle-même, qu'elle représente non une forme morbide, mais un véritable groupe pathologique capable d'être décomposé en variétés distinctes. Telle est l'œuvre accomplie par l'observation clinique et les études histologiques durant les vingt dernières années. Cette période est donc celle du démembrement de la cirrhose hypertrophique. Elle commence avec les très remarquables mémoires de M. Hayem et de M. Cornil.

C'est à M. le professeur Cornil[1] que revient l'honneur d'avoir signalé le premier les lésions des canalicules biliaires. Son mémoire porte pour titre : « Note pour servir à l'histoire anatomique de la cirrhose hépatique. » On pourrait croire, à première vue, qu'il s'agit là de la cirrhose ordinaire ; mais il est facile de se convaincre, par la lecture des observations, qu'il n'y est question que de cirrhose hypertrophique. Évidemment M. Cornil s'est placé, avant tout, sur le terrain anatomo-pathologique ; néanmoins il signale l'abondance de la bile et la fréquence de l'ictère dans cette forme de cirrhose. L'année suivante, à propos d'une présentation du Dr Martineau à la Société médicale des hôpitaux[2], M. Cornil complète ses premières études sur les altérations des canalicules biliaires, altérations qui, dans l'intervalle, avaient été retrouvées par M. Hayem[3] et par M. Debove[4] (observation de M. Fiouppe), et sur lesquelles je reviendrai plus tard.

1. CORNIL. *Archives de physiologie*. 1874, t. I, p. 265.
2. CORNIL. *Société médicale des hôpitaux de Paris*, séance du 25 juin 1875.
3. HAYEM. *Société anatomique*, 4 juin 1875.
4. DEBOVE. *Société anatomique*, janvier 1874.

D'autre part, en janvier 1874, dans un travail publié également dans les *Archives de physiologie*[1], M. le professeur Hayem confirme par de minutieuses recherches le fait fondamental énoncé par MM. Charcot et Luys et fournit des renseignements tout à fait nouveaux sur l'état de la cellule hépatique et le diagnostic différentiel des diverses cirrhoses. La cirrhose hypertrophique est surtout caractérisée par la diffusion des altérations du tissu interstitiel, diffusion qui contraste avec la distribution systématique et périphérique du tissu hyperplasié dans la cirrhose granulée ; la pénétration d'une manière diffuse des lobules hépatiques par le tissu épaissi ; les dilatations des capillaires d'un grand nombre de lobules ; la conservation parfaite des cellules hépatiques qui ne contiennent ni graisse, ni pigment, et peut-être la multiplication de ces cellules. Ces particularités histologiques et les caractères macroscopiques du foie permettent à l'auteur de différencier cette cirrhose du foie syphilitique sclérosé et hypertrophié, de l'hépatite interstitielle avec dégénérescence amyloïde, de l'hépatite avec infiltration pigmentaire décrite par M. Lancereaux sous le nom de cirrhose paludéenne, de l'hépatite interstitielle avec infiltration graisseuse. Rappelons en passant en quels termes M. Hayem décrit cette hépatite qui n'avait pas été signalée jusqu'à ce jour : « A côté des cel-

---

1. HAYEM. *Archives de physiologie*, 1874. T. I, p. 126.

lules devenues vésiculeuses par l'infiltration de la graisse, il existait une hyperplasie du tissu interstitiel jusqu'à l'intérieur des lobules, et dans ces cas aussi la coupe de l'organe était lisse.... Ce sont là des faits encore peu connus; mais je devais les signaler pour bien faire voir que l'histoire de l'hépatite interstitielle est plus complexe qu'on ne le croit généralement. »

Après avoir décrit les différents symptômes et insisté sur la marche lente de la maladie dans les deux cas qu'il rapporte, M. Hayem ajoute : « Cette évolution lente de la cirrhose hypertrophique n'est pas commune à tous les cas. Cette affection paraît se présenter, en effet, sous deux aspects bien différents et il y aurait lieu d'en distinguer une forme rapide ou subaiguë et une forme chronique. La première a été considérée par quelques auteurs comme le stade hypertrophique de la cirrhose commune; mais cette interprétation ne répond pas à tous les faits observés. Dans quelques-uns d'entre eux, l'hypertrophie du foie, malgré son développement rapide, est beaucoup plus considérable qu'au début de la cirrhose granuleuse et elle offre des caractères anatomiques qui ne permettent pas de supposer qu'elle aurait pu être suivie d'atrophie. » Et l'auteur cite un exemple de ce genre qui lui fut communiqué par Vulpian. C'est précisément cette forme rapide de la cirrhose hypertrophique que M. Lancereaux décrira plus tard comme affection spéciale sous le nom d'hépatite interstitielle aiguë.

Tout en prenant soin de bien distinguer entre eux les cas où la sclérose constitue la lésion principale et ceux où elle ne représente qu'une altération secondaire, M. Hayem est conduit par le sens même attribué au terme générique de cirrhose hypertrophique à confondre dans une même description deux affections aussi dissemblables par leurs symptômes que par leur évolution et leur cause. L'observation des faits dont je fus témoin dans le service de M. Bucquoy ne tarda pas à me convaincre que la cirrhose hypertrophique à marche aiguë n'a rien à voir avec la cirrhose hypertrophique à marche lente et que la séparation des deux affections s'imposait.

Ignorant la cause qui mettait en mouvement le processus scléreux, j'étais forcément amené à me servir des seules données anatomiques et cliniques pour caractériser l'affection hépato-splénique que j'avais pu étudier. Trouvant d'autre part la désignation de cirrhose hypertrophique à marche lente encore trop compréhensive, je me servis d'un correctif que j'empruntai au symptôme le plus frappant, l'ictère, et j'intitulai ma thèse : *Sur une forme de cirrhose hypertrophique* (cirrhose hypertrophique avec ictère chronique). J'étais persuadé alors (1875) comme aujourd'hui qu'il s'agissait là d'une véritable entité morbide, et je m'efforçais de la distinguer des autres variétés de gros foie cirrhosé, et spécialement de la cirrhose impaludique et des altérations hépatiques produites par la lithiase biliaire. « Les derniers travaux, les observations précises présentées, cette année surtout, à la Société anatomique, disais-je au début de ma thèse, démontrent surabondamment que ce terme de cirrhose hypertrophique est loin de désigner toujours un complexus morbide identique.

« Je ne crois pas que l'heure soit venue de faire une étude d'ensemble des diverses formes de cirrhose hypertrophique. En tout cas, un tel travail serait au-dessus de mes forces ; mes visées son moins hautes. Mon intention est de décrire seulement une variété de cirrhose hypertrophique, en entendant par ce mot une affection hépatique qui n'a avec la maladie de Laënnec que de très lointains rapports. Anatomiquement elle se caractérise, en outre d'une sclérose extra-lobulaire et souvent intra-lobulaire sans tendance à la rétraction, par une lésion spéciale des canalicules biliaires : développement exagéré et catarrhe chronique des canalicules biliaires. Le tableau clinique se compose des éléments suivants : ictère chronique, hypertrophie considérable du foie, souvent aussi de la rate ; absence d'ascite et de développement anormal des veines abdominales sous-cutanées, ou faible importance de ces symptômes lorsqu'ils se produisent, phénomènes de l'ictère grave comme terminaison la plus habituelle. » Les nouveaux exemples que j'ai recueillis depuis 1875 m'ont servi à contrôler, à vérifier la thèse que j'avais soutenue et m'ont permis en outre de mettre en relief quelques caractères que j'avais laissé passer inaperçus ou sur lesquels je n'avais pas suffisamment insisté. Ces différentes remarques se trouvent consignées dans un mémoire[1] fait en collaboration avec mon ancien interne Schachmann, qui prit pour sujet de thèse inaugurale la cirrhose hypertrophique avec ictère chronique.

IV

Systématisation des cirrhoses.

Cirrhose veineuse et cirrhose biliaire. — Mémoires de MM. Charcot et Gombault.

En 1876, MM. Charcot et Gombault[2] publièrent leurs célèbres expériences sur la ligature du canal cholédoque et leurs études anatomiques sur les différentes formes de cirrhose du foie. Ces travaux eurent un grand retentissement en France comme à l'étranger, et chez nous surtout eurent bientôt force de loi.

En un temps où le démembrement de l'ancienne unité morbide s'opérait, l'utilité de bien définir les grands types, de les opposer l'un à l'autre dans un schéma saisissant, paraissait indiscutable ; ils de-

1. HANOT et SCHACHMANN. *Archives de physiologie*, 1887.
2. CHARCOT et GOMBAULT. *Archives de physiologie*, 1876, p. 272.

vaient servir de mesure, de terme de comparaison pour les cas nouveaux et incertains : aussi l'exposé lumineux de la topographie des deux grandes variétés de cirrhose fut-il accueilli avec faveur, si bien même qu'au début on chercha bon gré mal gré à faire rentrer dans ce cadre nombre de faits qui y étaient complètement étrangers. Et cependant les auteurs, tout en admettant deux formes principales dans le groupe des hépatites interstitielles chroniques, reconnaissaient qu'il en existait d'autres encore mal définies au point de vue anatomique et dont l'histoire clinique restait presque entièrement à faire.

Ils avaient montré dans le premier mémoire que, sous l'influence d'une lésion irritative des voies biliaires, il se développe chez les animaux aussi bien que chez l'homme une sclérose hépatique d'une forme particulière et à laquelle on pourrait appliquer la dénomination de *cirrhose biliaire par rétention*. Ils s'efforcèrent de prouver dans le second que l'affection décrite sous le nom de cirrhose hypertrophique avec ictère présente avec la forme précédente les plus grandes analogies au point de vue anatomique ; que les notions précédemment acquises à propos de l'une peuvent servir à éclairer la pathogénie de l'autre et l'histoire anatomique de son développement ; qu'enfin il est légitime de classer cette dernière dans le même groupe avec la dénomination de cirrhose biliaire spontanée.

Après avoir fait un long parallèle entre les deux cirrhoses biliaires, voici les conclusions auxquelles croient pouvoir s'arrêter MM. Charcot et Gombault:

« Les affections inflammatoires des voies biliaires intra-hépatiques, lorsqu'elles se propagent au tissu conjonctif qui les entoure, déterminent dans le foie la production d'une cirrhose (cirrhose d'origine biliaire). Dans certains cas, la cause qui a produit l'angiocholite est palpable, facile à déterminer (angiocholite par obstruction, angiocholite calculeuse, etc). Dans d'autres circonstances, au contraire, elle se développe sous l'influence de causes probablement plus générales, qu'il est encore impossible de préciser ; on peut la dire alors spontanée. Mais, quelle que soit l'origine de l'angiocholite, la cirrhose développée sous son influence se présente toujours, à part des différences de degré, avec des caractères identiques communs aux deux variétés que comporte le groupe des cirrhoses biliaires. Elle débute au niveau des espaces interlobulaires, aux dépens desquels elle forme tout d'abord des ilots scléreux (*cirrhose en ilots, cirrhose insulaire*). Dans tous les cas, elle est totale, c'est-à-dire que la lésion se disséminant d'emblée sur toute l'étendue de la glande hépatique, presque tous les espaces sont atteints à la fois, quoique à des degrés très différents ; chacun des lobules se trouve donc circonscrit dès le début par plusieurs ilots scléreux (*cirrhose monolobulaire*). Originairement extra-lobulaire, elle envahit le lobule de la périphérie au centre. Elle s'accompagne dans tous les cas, à son début du moins, de lésions très caractéristiques des voies biliaires.

« A côté des caractères communs, caractères fondamentaux d'où résulte l'homogénéité du groupe, les différences qui distinguent chacune des variétés, bien qu'elles soient d'ordre secondaire, méritent cependant d'être signalées.

« Dans l'une, les canaux volumineux sont toujours les premiers affectés ; dans l'autre, au contraire, les fins canalicules sont, suivant toute vraisemblance, atteints d'emblée. En second lieu, dans l'angiocholite ordinaire, malgré la persistance de la cause productrice, la lésion paraît dans la plupart des cas s'arrêter en chemin ; on connaît la phase atrophique de la cirrhose par rétention. Dans l'angiocholite spontanée, au contraire, la lésion scléreuse, d'ordinaire indéfiniment végétante, amène à sa suite un des phénomènes les plus caractéristiques de l'affection, l'hypertrophie du foie. L'affection décrite par M. Hanot sous le nom de cirrhose hypertrophique avec ictère, à n'envisager que ses caractères anatomiques, mérite, en conséquence, d'être rangée au nombre des cirrhoses d'origine biliaire. »

Et MM. Charcot et Gombault opposent cette cirrhose d'origine biliaire, insulaire et unilobulaire à la cirrhose atrophique commune qui est une cirrhose porte, annulaire et multilobulaire, et terminent leur mémoire en décrivant en quelques lignes la sclérose intercellulaire qu'on observe dans certains cas de syphilis infantile. Ils n'avaient entendu faire, comme ils le disent du reste, qu'une étude préliminaire que des investigations ultérieures conduites à l'aide des mêmes procédés, devaient venir compléter.

V

Réaction contre la systématisation.

École allemande. — Brieger. — Litten. — Kussner. — Thierfelder. — Ackermann. — Mangelsdorf. — Ziegler-Orth. — Birsch-Hirschfeld.
École française. — Wannebroucq et Kelsch. — Surre. — Dieulafoy et Guiter (cirrhoses mixtes).
Sabourin (anatomie topographique des cirrhoses).

Brieger[1] et Litten[2] s'élevèrent les premiers contre la systématisation qui venait d'être formulée.

Signalé par Frerichs, Liebermeister, Rokitansky, l'envahissement du lobule par la sclérose n'avait été admis qu'à titre exceptionnel par MM. Charcot et Gombault. Ce n'était, suivant eux, qu'à la longue, à la période ultime du processus, que la végétation conjonctive pouvait pénétrer dans le lobule. Brieger eut l'occasion d'observer un fait qui ne cadrait pas

1. BRIEGER. *Virchow's Archiv*, 1879. Bd. LXXV. S. 85.
2. LITTEN. *Charité Annalen*. 1878, p. 155.

avec cette manière de voir : dans ce cas il existait autour de la veine centrale une plaque de sclérose d'où partaient des prolongements fibreux qui allaient à travers l'acinus rejoindre d'autres travées venues de la périphérie. Et Litten n'hésita pas à déclarer que « la division en sclérose annulaire ou multilobulaire et insulaire ou unilobulaire est purement schématique et ne tient pas debout ; quand on examine un grand nombre de foies cirrhotiques, notamment de vieille date, on voit que le tissu conjonctif ne suit aucune règle dans sa distribution et ne s'hyperplasie pas toujours suivant les mêmes voies, en quantités égales ; on ne pourra admettre davantage une hyperplasie inter et intra-acineuse : le caractère donné par les auteurs français, notamment par MM. Charcot et Gombault et Surre (nulle part la sclérose de Laënnec n'est intra-lobulaire), comme absolu dans la cirrhose alcoolique, n'est au moins pas constant ».

De même que Brieger, Litten ne voulut point accepter la cirrhose hypertrophique comme une entité morbide spéciale. Il s'appuie sur trois observations d'ictère avec atrophie du foie pour soutenir que la cirrhose dite d'origine biliaire ne diffère en rien de la cirrhose vulgaire et que l'hypertrophie n'est même pas un caractère constant de la forme dite hypertrophique. Il en conclut que les résultats terminaux des deux processus sont entièrement semblables et qu'un œil exercé ne pourra saisir aucune différence sensible entre deux foies atrophiés par sclérose veineuse ou sclérose biliaire.

Pour Küssner[1], il est très facile de se convaincre en examinant des coupes de cirrhose primitive que les altérations regardées comme constituant des différences spécifiques se retrouvent très souvent dans une seule et même préparation ; enfin les observations actuelles ne démontrent pas avec une certitude suffisante l'existence de deux formes essentiellement distinctes. D'autre part, Thierfelder[2] donne bien un résumé des travaux français sur la cirrhose hypertrophique avec ictère chronique, mais il va jusqu'à dire, dans sa description de la cirrhose vulgaire, que le foie peut atteindre 5 000 grammes à la première période.

Bien qu'Ackermann[3] considère aussi comme appartenant à ce premier stade un foie sclérosé de 2520 grammes trouvé à l'autopsie d'un homme mort de pneumonie double, il est cependant le premier en Allemagne qui admette la cirrhose hypertrophique. A son avis « cette cirrhose et la cirrhose atrophique sont deux maladies tout à fait distinctes n'ayant ni au point de vue pathogénique ni au point de vue anatomique aucun lien de parenté ». A la vérité les explications qu'il fournit diffèrent totalement de celles qui ont cours en France, puisqu'il regarde la première comme d'ori-

---

1. Küssner. *Sammlung klinischer Vorträge. v. Volkmann*, nº 121, p. 10.

2. Thierfelder. *Ziemmsen's Handbuch.*

3. Ackermann. *Virchow's Archiv.* 1880. Bd. LXXX. S. 396.

gine veineuse et la seconde comme d'origine arté-
rielle et qu'il admet que l'une n'est pas plus
exclusivement unilobulaire que l'autre n'est régulièrement multilobulaire. Il reconnait néanmoins
l'existence d'une cirrhose hypertrophique biliaire :
le fait est assez nouveau pour qu'il mérite d'être
mentionné.

Deux ans après le travail d'Ackermann, Mangelsdorf[1] publie un compendieux mémoire, plus cu-
rieux qu'intéressant par la quantité énorme de ma-
tériaux qui s'y trouvent amassés. L'auteur semble
avoir pris à tâche de ne laisser passer inaperçue
aucune observation de cirrhose biliaire. La confusion qui résulte de cette série d'observations dispa-
rates l'amène à soutenir :

1° « Qu'aucune cirrhose ne présente un aspect
assez caractéristique pour permettre de conclure de
l'état anatomique à l'étiologie du processus interstitiel. » — Qu'on ait affaire à une cirrhose biliaire,
à une cirrhose alcoolique ou syphilitique ou à
une atrophie par compression, on observe toujours les mêmes caractères anatomiques, que seul
distingue le progrès plus ou moins avancé de la
lésion.

2° « Que la prétention émise par MM. Charcot et
Gombault et d'autres auteurs, à savoir que la cirrhose biliaire et la cirrhose hypertrophique sont
identiques, n'est pas soutenable. » Et Mangelsdorf

1. MANGELSDORF *Deutsches Archiv. f. klin. Med.*, 1882. S. 522.

rappelle les cas de cirrhose biliaire où le foie avait un volume normal ou inférieur à la normale. C'est se donner une peine bien inutile, car MM. Charcot et Gombault n'ont jamais dit que dans la cirrhose biliaire le foie est toujours hypertrophié. Évidemment l'auteur n'a pas compris le parallèle établi par MM. Charcot et Gombault entre la cirrhose biliaire par rétention et la cirrhose biliaire hypertrophique spontanée. Il a cru à un rapport de volume alors qu'il est question de rapport anatomique et pathogénique.

En outre, Mangelsdorf range dans un même chapitre les cas de cirrhose hypertrophique avec ictère chronique et ceux de cirrhose hypertrophique graisseuse (Hutinel-Sabourin) dont nous aurons l'occasion de parler plus loin. Avec un pareil procédé il arrive à cette conclusion qui n'est pas faite pour nous surprendre : « Il ressort de ce qui précède que l'anatomie pathologique ne peut servir de base à une division des hépatites interstitielles. Peut-être les recherches ultérieures permettront-elles un tel classement, mais pour l'instant il faut s'en tenir à l'ancienne division étiologique. Les travaux des dix dernières années, en démontrant que les affections des voies biliaires déterminent une hépatite interstitielle et en établissant une espèce de cirrhose biliaire, ont permis de tenter cette nouvelle division : c'est un premier résultat dont on doit se contenter pour le moment. »

Je passe sur la thèse de Moritz Simson[1], qui confond la cirrhose biliaire par rétention avec gros foie et la cirrhose hypertrophique avec ictère chronique. pour arriver aux ouvrages classiques. Tous signalent, pour les critiquer, les vues de MM. Charcot et Gombault. Quant à la cirrhose hypertrophique que j'ai décrite, elle est en général confondue avec d'autres affections.

Ziegler reconnaît seulement que dans la cirrhose vulgaire le foie peut être le siège d'une prolifération conjonctive très étendue et atteindre le poids de trois à quatre kilogrammes. D'après Orth, beaucoup de cas appartiennent à la période hypertrophique initiale de la cirrhose commune, à la cirrhose avec infiltration graisseuse ou avec d'autres altérations ; mais il n'en reste pas moins quelques-uns qui empruntent à l'absence d'atrophie du foie, à la marche spéciale de la maladie, une caractéristique particulière : l'avenir décidera la place qui revient à la cirrhose hypertrophique.

Enfin Birsch-Hirschfeld[2], dont j'ai déjà parlé, revient un peu plus longuement sur ce sujet dans les dernières éditions de son *Anatomie pathologique*. A son avis, beaucoup d'auteurs appellent cirrhose hypertrophique toute hépatite interstitielle avec augmentation de volume : c'est ainsi qu'on a dé-

<hr>

1. SIMSON. *Ueber Lebercirrhose mit besonderer Berücksichtigung der als hypertrophische Cirrhose beschriebenen Form.* *Berlin*, 1885.

2. BIRSCH-HIRSCHFELD, *Path. Anat.*, 1887.

crit sous ce nom des exemples de cirrhose combinée avec la dégénérescence graisseuse. D'après les faits publiés jusqu'à ce jour, on est autorisé à dire que la cirrhose soi-disant hypertrophique n'est pas une maladie *sui generis*, mais une *modification* de la cirrhose commune. Cette modification tiendrait à la localisation même de la néoformation conjonctive autour des voies biliaires. L'affection catarrhale des canaux biliaires qui en résulte nous explique pourquoi l'ictère apparaît. En général, l'hypertrophie du foie qui précède l'atrophie évolue d'une manière latente; mais, si pour différentes raisons la jaunisse survient, l'attention est appelée sur la glande hépatique, qu'on trouve volumineuse. On fait ainsi le diagnostic de cirrhose hypertrophique avec ictère alors qu'il ne s'agit que de la période initiale de la cirrhose commune. « En résumé, il n'y a pas de caractères anatomo-pathologiques suffisants pour séparer la cirrhose hypertrophique de la cirrhose vulgaire. »

Quelques années après la publication de ma thèse et du mémoire de MM. Charcot et Gombault, parurent en France un certain nombre d'observations qui, soit au point de vue clinique, soit au point de vue anatomique, ne rentraient pas dans le cadre de la cirrhose atrophique ou de la cirrhose hypertrophique et s'écartaient tout au moins de la systématisation établie.

La première observation de la cirrhose hypertro-

phique avec ictère chronique qui fut alors relatée
appartient à MM. Kelsch et Wannebroucq[1]. Pour ces
auteurs il n'est pas possible de contester à cette
affection la place qui lui est assignée dans la noso-
graphie actuelle. Mais, parmi les témoignages invo-
qués en faveur de son individualité, tous n'ont pas
une égale valeur : les caractères cliniques sont dans
l'espèce décisifs; quant aux titres anatomiques, il y
a lieu de les examiner à nouveau et de préciser
davantage leur signification d'après les nouveaux
faits acquis à l'histoire de l'hépatite chronique dans
ces dernières années. La systématisation mise en
avant précédemment pivotait autour du tissu conjonctif péri-veineux ou périlobulaire et ne réservait
au parenchyme qu'un rôle absolument passif. Après
M. Charcot (Leç. du *Progrès médical*, 1876), MM. Kiener et Kelsch relevèrent les éléments glandulaires
du rôle si effacé qu'on leur prêtait. Ils en vinrent
même à considérer l'hépatite paludéenne chronique
comme un type de cirrhose épithéliale. Peu de temps
après, c'est encore à ce type que MM. Wannebroucq,
et Kelsch rapportèrent la cirrhose hypertrophique
avec ictère.

Dans un second travail paru l'année suivante,
MM. Kelsch et Wannebroucq[2] citent deux nouveaux
cas et, tout en développant leur manière de voir
sur la pathogénie de la lésion, rappellent que ce

1. Wannebroucq et Kelsch. *Arch. de physiologie*, 1880, p. 830.
2. Wannebroucq et Kelsch. *Arch. de physiologie*, 1881, p. 797.

sont les altérations prédominantes du parenchyme qui donnent à la cirrhose hypertrophique son cachet anatomique et caractéristique. Ils ajoutent que les caractères histologiques par lesquels on oppose l'une à l'autre les deux formes de cirrhose, biliaire et veineuse, n'ont pas une valeur absolue, bien qu'ils méritent d'être conservés dans leur expression générale. C'est ainsi par exemple qu'on voit dans la cirrhose vulgaire et parfois dès le début les lobules envahis pénétrés plus ou moins profondément par le processus ; et qu'inversement, dans la cirrhose hypertrophique, la disposition annulaire est par places des plus nettes.

Telles sont les critiques qui, ainsi que le disent MM. Wannebroucq et Kelsch, sans porter atteinte à la partie essentielle de l'œuvre de M. Charcot, s'adressent cependant à la systématisation anatomique des cirrhoses.

Au point de vue clinique les mêmes tendances s'accusent dans les travaux de Surre, de Cyr, du professeur Dieulafoy et de son élève Guiter.

Tout d'abord, au mois de janvier 1879, M. Hardy, dans une clinique de la Charité, rapporte le cas d'un individu de 55 ans qui, entré à l'hôpital avec des troubles digestifs (vomissements, diarrhée, douleur à l'épigastre), de l'ascite, de l'ictère et un affaiblissement considérable des forces, succomba trois mois après le début des accidents en pleine cachexie. « Je crois, professe M. Hardy, qu'il s'agit ici d'un de ces *cas mixtes* dans lesquels, je ne saurais trop insister, les altérations de la cirrhose hypertrophique se confondent avec les lésions anatomiques de la cirrhose ordinaire : c'est en un mot un de ces cas dans lesquels la clinique est loin d'être en concordance parfaite avec ce que nous apprend la pathologie. » Or le foie pesait 1500 grammes au plus, avait une surface inégale et une consistance notablement augmentée. Le pancréas dur, augmenté de volume, paraissait comprimer les canaux biliaires qui étaient considérablement distendus. — Ne s'agissait-il pas d'une cirrhose biliaire par obstruction due à un cancer de la tête du pancréas? L'histoire clinique rend cette hypothèse tout au moins admissible. — Quoi qu'il en soit, M. Hardy conclut en ces termes : « C'est donc un de ces faits dans lesquels les deux formes de la cirrhose se trouvent associées l'une à l'autre, un de ces *cas mixtes* qui se présentent de plus en plus fréquemment à l'observation du médecin. » C'est, si je ne me trompe, la première fois qu'il est question de cas mixtes en pathologie hépatique. Le mot fit fortune, comme on le verra par la suite.

La même année, Surre, dans sa thèse sur les diverses formes de la sclérose hépathique, distingue huit variétés de cirrhose; trois d'entre elles lui servent à classer les cas qui lui paraissent ne pas pouvoir rentrer dans les formes déjà connues : ce sont *a* la forme anormale de la sclérose atrophique, *b* la sclérose atrophique mixte ou avec ictère chronique, *c* la sclérose hypertrophique mixte, sans ictère.

D'autre part, M. Cyr[1] établit la statistique suivante, qui nous renseigne sur la fréquence de l'ascite et de l'ictère par rapport au volume du foie :

Foie petit.
- ascite   41 cas.
- ictère   7 cas.
- ictère et ascite   51 cas.

Foie gras.
- ascite   51 cas.
- ictère   22 cas.
- ictère et ascite   52 cas.

De ces chiffres il conclut que l'ictère n'est pas absolument lié au volume du foie, et que d'autre part l'ascite s'observe assez communément lorsque le foie est hypertrophié. Partant de ces *données cliniques*, il émet cette opinion. que dans toute cirrhose le fait fondamental est l'hyperplasie cellulaire, qu'elle ait pour point de départ les ramifications portées, l'artère ou les canalicules biliaires. Quant au mode d'évolution de cette hyperplasie, à son activité, son siège intra ou extralobulaire, aux lésions histologiques qui viendront s'y joindre (néoformation de canalicules biliaires, etc.), ce sont des phénomènes surajoutés et qui n'offrent pas une fixité suffisante pour caractériser une forme plutôt qu'une autre, le catarrhe angiocholitique pouvant à un moment donné compliquer la phlébite porte et inversement.

Enfin, la même année. M. Dieulafoy[2] publie dans la *Gazette hebdomadaire* le résumé de ses études

1. Cyr. *Gaz. hebdomadaire*, 1881. p. 526.
2. Dieulafoy. *Gaz. hebdomadaire*. sept.-oct.. 1881, n° 59, 40, 41 et 45. *Manuel de pathologie interne*, t. II.

sur les différentes formes de cirrhose du foie et conclut ainsi :

« La cirrhose atrophique et la cirrhose hypertrophique biliaire forment des variétés qui sont d'autant plus distinctes, d'autant plus accentuées, qu'on s'adresse à des types extrêmes, et c'est un grand mérite de l'École de Paris d'avoir jeté la lumière dans le chaos des hépatites chroniques. Mais il ne faut pas pousser trop loin l'esprit de systématisation et de classification ; la clinique s'accommode mal de cette sélection en espèces morbides nettement tranchées, et la lésion est ici, comme toujours, d'accord avec la clinique. Entre les types extrêmes, il y a place pour des cas intermédiaires à forme variable, et la dénomination de cirrhoses mixtes me paraît devoir leur être appliquée. »

Telles sont les idées qui se trouvent développées dans la thèse de Guiter[1]. S'appuyant sur des observations recueillies dans le service de M. Dieulafoy et sur d'autres faits analogues, M. Guiter tend à démontrer qu'aucun des caractères cliniques et anatomiques différentiels mis en avant dans la délimitation des cirrhoses n'a en lui-même une valeur décisive, que les divers syndromes qui forment la base de cette classification sont loin d'être constamment groupés selon les modalités attribuées aux deux grands symptômes de la sclérose du foie. Et sous le nom de cirrhoses mixtes il décrit « des

1. Guiter. Th. Paris. 1881.

hépatites scléreuses de physionomie variable qui, n'étant pour ainsi dire que les déviations des formes types, sont caractérisées à la fois par la fusion des lésions anatomiques et des phénomènes morbides propres à chacune des formes. »

Wannebroucq et Kelsch avaient déjà dit que le processus inflammatoire chronique des parenchymes est constamment mixte, constitué par l'association de la cirrhose conjonctive et de la cirrhose épithéliale, mais que la différenciation des formes relève de l'un ou l'autre de ces facteurs, cirrhose atrophique si la néoplasie fibreuse prend pour ligne directrice le réseau vasculaire et cirrhose hypertrophique si elle se trouve commandée par la phlegmasie parenchymateuse. M. Guiter affirme de son côté que dans certains cas le développement du tissu fibreux ne paraît obéir à aucune règle, à aucun principe de systématisation. Le plus souvent la sclérose interstitielle et la sclérose parenchymateuse évoluent simultanément ou bien la transformation de l'épithélium suit de près l'hyperplasie interstitielle du tissu fibreux : d'où la diversité d'aspect des formes histologiques appartenant aux cirrhoses mixtes.

La symptomatologie est tout aussi indécise et ne permet guère de fixer le diagnostic au lit du malade. Les troubles digestifs et les symptômes qui sont pour ainsi dire les phénomènes obligés de toute cirrhose se retrouvent ici, bien entendu ; mais tantôt on se trouve en présence d'un foie gros accompagné d'une ascite considérable, tantôt on a affaire à un foie petit avec ictère. L'ascite et l'ictère coexistent, se développent en même temps ou à peu de distance l'un de l'autre pour présenter tous deux des fluctuations diverses jusqu'à la mort du sujet. C'est à ces cas que se rapporte la description de MM. Dieulafoy et Guiter.

Se plaçant à un tout autre point de vue, laissant la partie clinique pour n'envisager que les caractères anatomiques, M. Sabourin[1] étudie à nouveau la topographie de la cirrhose et met en valeur le rôle du système veineux comme centre de néoformation conjonctive. Il démontre d'une manière péremptoire que dans la grande majorité des cas les veines sus-hépatiques comme les veines portes sont les travées directrices de la sclérose et que, par là même, les îlots de parenchyme engainés par la trame fibreuse correspondent non à des lobules hépatiques, mais à des fragments de ces lobules. Cette cirrhose bi-veineuse est monolobulaire si les deux systèmes veineux sont atteints jusque dans leurs dernières ramifications, ou multilobulaire s'ils ne sont atteints que partiellement sur certaines de leurs ramifications, correspondant à des territoires glandulaires plus ou moins vastes. Tandis que la première variété correspond à des foies indurés lisses ou à peine finement grenus, la deuxième variété correspond à des foies granuleux, à granula-

1. SABOURIN. *Revue de médecine.* 1882, p. 415 et 617 : — 1885, p. 108.

tions variables, faisant partie de l'ensemble macroscopique connu sous le nom de cirrhose de Laënnec. C'est donc un remaniement complet des idées jusqu'alors admises sur la cirrhose commune. Le système veineux sus-hépatique peut rester intact pendant toute la durée d'une cirrhose, mais ce fait constitue une rareté relative. D'après ses observations personnelles, cette intégrité du système sus hépatique ne se verrait que dans les cas de *cirrhose biliaire pure.*

Dans un autre mémoire publié en 1882, M. Sabourin écrit : « A l'heure actuelle, où la notion de la cirrhose biliaire est fortement battue en brèche, il y a dans la distinction précédente un fait d'une importance incontestable. C'est comme un point de repère qui peut être alors l'un des meilleurs guides dans le vaste chaos des cirrhoses hépatiques. Dans la cirrhose annulaire, les canaux sus-hépatiqnes ont une cirrhose propre; dans la cirrhose insulaire, ils n'ont qu'une cirrhose d'emprunt. » On ne peut contester le caractère insulaire de cette cirrhose. Ce sont des ilots, des plaques irrégulières ayant tous pour centre d'évolution les canaux et les espaces portes et présentant à un haut degré la persistance du réseau dit des néo-canalicules biliaires. Par contre, les veines centrales ne donnent lieu à aucune évolution fibreuse, bien qu'elles puissent être englobées dans certains points par l'envahissement des plaques émanées des espaces portes.

Nous voilà bien loin évidemment des cirrhoses mixtes. Des remarquables travaux de M. Sabourin la question de la cirrhose veineuse sortait complètement modifiée, mais la cirrhose biliaire restait intacte et sa topographie devenait mieux assurée que jamais.

VI

Les cirrhoses hypertrophiques (suite.)

La cirrhose hypertrophique graisseuse. — Lancereaux. — Stiepovitch. — Dupont. — Hutinel. — Sabourin, etc.
La cirrhose hypertrophique graisseuse d'origine tuberculeuse. — Hanot et Lauth.
Les hépatites tuberculeuses hypertrophiques. — Hanot et Gilbert.
La cirrhose hypertrophique pigmentaire dans le diabète sucré. — Hanot et Chauffard, etc.
La cirrhose hypertrophique alcoolique. — Discussion de la Société médicale des hôpitaux. — Mémoire de Hanot et Gilbert.

Tout d'abord il faut signaler les thèses de Dupont[1] et Stiépovitch[2], élèves de M. Lancereaux, qui établissent qu'une forme spéciale de cirrhose hépatique doit être distraite des classifications établies

1. Dupont. *Th. Paris.* 1878.
2. Stiépovitch. *Th. Paris.* 1879.

entre les diverses formes de cirrhose du foie. Caractérisée anatomiquement par l'altération simultanée de la trame conjonctive et des cellules propres du foie, c'est-à-dire par une prolifération considérable, diffuse du tissu conjonctif envahissant l'organe tout entier et par la stéatose rapide des cellules hépatiques, elle présente au point de vue clinique deux périodes : dans la première il existe de l'amaigrissement, de la dépression des forces et de l'augmentation du volume du foie; dans la seconde surviennent un ictère rapidement grave, des hémorrhagies, du délire aboutissant à la somnolence et au coma. Comme le font remarquer MM. Lécorché et Talamon, le mot *aigu*, donné par Dupont à l'hépatite interstitielle qu'il décrit, n'est pas très juste, puisque la maladie peut durer six semaines, deux mois, cinq mois; mais il sert à marquer la rapidité relative de l'évolution des accidents comparée à la marche lente, prolongée, essentiellement chronique de la cirrhose biliaire hypertrophique. Dans leurs *Études médicales*, si riches en documents de tous genres, MM. Lécorché et Talamon[1] décrivent un exemple de cette affection et considèrent aussi l'alcoolisme comme la véritable condition étiologique. « Il faut donc admettre, disent-ils, que l'alcool peut déterminer trois variétés distinctes d'inflammation hépatique : une hépatite atrophique en localisant son action sur le système porte; une

1. Lécorché et Talamon. *Études médicales*, 1881.

hépatite hypertrophique en agissant uniquement sur le système biliaire; une hépatite diffuse en altérant simultanément toutes les parties constituantes de l'organe. »

Pour M. Lancereaux[1], ce n'est pas tant à l'alcool qu'au miasme paludique qu'il faut attribuer la cirrhose hypertrophique avec ictère chronique. « La plupart des cas publiés avec l'étiquette de cirrhose hypertrophique biliaire où la durée de l'ictère a été longue et dans lesquels la tuméfaction du foie et de la rate s'est montrée sans ascite ni dilatation veineuse accentuées, appartiennent à l'impaludisme. Si parfois cette notion causale semble avoir échappé, c'est sans doute que l'attention des médecins n'est pas suffisamment attirée sur ce point. » Et M. Lancereaux ne reconnait que trois agents capables d'intéresser primitivement le stroma conjonctivo-vasculaire : le virus syphilitique, le miasme paludique et l'alcool : autrement dit, la cirrhose du foie est une manifestation de la syphilis, de l'impaludisme ou de l'alcoolisme. En dehors de ces trois espèces de cause, l'hépatite proliférative ne se rencontrerait pas sous notre climat, ou du moins, s'il existe une cirrhose indépendante des maladies que nous venons de nommer, il reste encore à en faire le déterminisme étiologique.

Quant à l'hépatite interstitielle aiguë, sur laquelle il avait dès 1876 attiré l'attention de ses élèves,

---

1. LANCEREAUX. *Revue de médecine*, 1882, p. 862.

M. Lancereaux en fait une des deux variétés de cirrhose alcoolique (1882). Mais déjà l'étude de cette affection avait été reprise par MM. Hutinel et Sabourin dans deux importants mémoires parus à quelques mois d'intervalle en 1887.

M. Sabourin[1] rejette le terme d'hépatite interstitielle aiguë et propose la dénomination de cirrhose hypertrophique graisseuse. Il admet aussi l'origine alcoolique de cette sclérose, mais il accorde à l'état du sujet une certaine influence. Tandis que le cirrhotique vulgaire éliminerait l'alcool à mesure de son absorption, laissant à peine à son organisme le temps de subir une action de contact nuisible par l'intermédiaire du système vasculaire, l'individu qui fait une cirrhose hypertrophique graisseuse emmagasinerait l'alcool ou plutôt ses produits et ferait de la graisse partout : obésité, surcharge graisseuse viscérale. La déchéance générale (syphilis, tuberculose) expliquerait cette saturation par l'alcool ou mieux par ses produits d'élaboration dans les tissus.

D'autres auteurs ont envisagé d'une façon un peu différente et quelquefois tout opposée le processus pathogénique qui conduit à la stéatose cellulaire et à l'altération conjonctive combinées.

C'est ainsi que M. Hutinel[2], au début de son travail « Sur quelques cas de cirrhose avec stéatose du foie », s'exprime en ces termes : « Il m'est

<hr>

1. Sabourin. *Arch. de physiologie*. 1881, p. 584
2. Hutinel. *France médicale*, 1881, nᵒˢ 50, 52, 54, 55 et 57.

arrivé plusieurs fois dans ces dernières années de rencontrer chez des malades tuberculeux des lésions scléreuses du foie, remarquables aussi bien par les manifestations cliniques qui avaient révélé leur existence que par les détails de l'examen histologique. Les sujets qui en étaient atteints avaient ordinairement fait un abus prolongé des boissons alcooliques : c'étaient des buveurs devenus poitrinaires ; chez eux le foie s'était altéré sous la double influence de l'alcoolisme et de la déchéance tuberculeuse, et si la tuberculose avait imprimé sa marque à la lésion hépatique, celle-ci avait eu sur l'évolution de la phtisie une influence incontestable.

C'est chez les alcooliques devenus tuberculeux que nous avons rencontré le plus souvent cette cirrhose hypertrophique avec stéatose du foie. Est-ce à dire qu'elle soit propre aux phtisiques ? Assurément non. La tuberculisation, processus secondaire, n'a pu jouer qu'un rôle accessoire : elle a sans doute contribué à la production de la stéatose, mais seule n'aurait pas provoqué la cirrhose. Ce qui le prouve c'est, d'une part, que des lésions semblables ont été observées chez des sujets non tuberculeux et, d'autre part, que les scléroses du foie qui peuvent se rencontrer chez les phtisiques sont bien loin de prendre toujours les caractères du foie gros cirrhotique. »

Les deux mémoires précédents suscitèrent plusieurs travaux où en général la plus grande part d'influence est accordée à l'alcool. Toutefois, M. Bellangé[1], sans nier le rôle de l'alcoolisme, considère comme prédominante l'action de la tuberculose. Mais il faut arriver à la thèse de mon ancien interne, M. Lauth[2], pour voir la tuberculose prendre la place qui lui appartient en fait dans l'étiologie des scléroses hépatiques.

« Nous ne croyons pas, dit M. Lauth, que l'étiologie des cirrhoses et des cirrhoses graisseuses en particulier puisse se résumer dans une seule cause, l'alcoolisme. L'allure rapide de ces affections, leurs nombreuses variétés cliniques, l'infiltration ou la dégénérescence graisseuse du foie qui ne paraît pas être une lésion fréquente de l'alcoolisme, la coexistence d'autres affections viscérales, nous font penser que l'essence même de ces maladies est à chercher autre part, et que si l'alcool intervient de quelque façon, ce n'est qu'en créant dans un organe préalablement irrité et par conséquent très susceptible un *locus minoris resistentiæ*. »

Voici l'une de ses conclusions :

« La forme anatomique ordinaire de la cirrhose tuberculeuse est celle qu'on connaît aujourd'hui sous le nom de cirrhose hypertrophique graisseuse, ou de cirrhose alcoolique graisseuse. »

Il n'est pas douteux, en effet, que la tuberculose, parasite figuré et produits solubles, puisse être une cause de cirrhose. Ma conviction est basée sur l'examen de quelques centaines d'observations.

1. BELLANGÉ. *Th. Paris*, 1884.
2. LAUTH. *Th. Paris*, 1888.

C'est le résumé de ces recherches faites en commun avec M. Gilbert qui se trouve exposé dans notre mémoire « Sur les formes de la tuberculose hépatique[1] ». Nous reconnaissons volontiers qu'un grand nombre de nos tuberculeux étaient en même temps alcooliques à des degrés divers : on pourrait donc nous objecter que les lésions hépatiques que nous avons constatées relèvent non pas de la tuberculose, mais de l'alcoolisme. Cette objection n'est pas valable puisque les mêmes altérations ont été notées chez des adolescents, qui ne pouvaient être suspects d'alcoolisme. En outre, dans plusieurs de nos observations, la tuberculose hépatique, avec les caractères cliniques et anatomiques que nous lui attribuons, s'est développée chez des malades qui depuis longtemps se soignaient sous nos yeux pour une tuberculose pulmonaire préexistante, à l'écart, comme on le conçoit, de tout abus de boissons. Nous n'hésitons pas du reste à faire remarquer que des lésions presque identiques, mais non identiques à celles que nous décrivons, se rencontrent au cours de l'alcoolisme. Mais ce terme « identique » ne deviendrait exact que si l'on faisait abstraction non seulement des tubercules, mais encore des dissemblances histologiques et cliniques, qui ne sont pas sans valeur et sur lesquelles nous insisterons ultérieurement.

Quoi qu'il en soit, la cirrhose hypertrophique

---

1. HANOT et GILBERT. *Archives de médecine*, novembre 1889, p. 515.

graisseuse alcoolique et l'hépatite graisseuse hyper-trophique tuberculeuse à forme aiguë ou subaiguë sont des modalités pathologiques bien définies aujourd'hui. Elles constituent des espèces distinctes qui, au même titre que la cirrhose impaludique, doivent à l'ictère et à l'hypermégalie du foie d'avoir été longtemps confondues avec la cirrhose hypertrophique avec ictère chronique.

Ce n'est pas tout encore. Sans compter celles que l'avenir nous réserve peut-être, il en reste au moins deux que je n'ai pas encore signalées : je veux parler de la cirrhose hypertrophique pigmentaire dans le diabète sucré et de la cirrhose hypertrophique alcoolique. Sur la première que j'ai étudiée avec M. Chauffard[1], je ne veux pas insister. Quant à la seconde, elle présente au point de vue qui m'occupe un intérêt particulier, car autant, sinon plus que la cirrhose hypertrophique graisseuse, elle a été l'origine de la confusion qui a régné bien longtemps en France et qui règne encore actuellement en Allemagne dans la plupart des esprits.

Il est entendu que nos voisins rejettent en général la cirrhose hypertrophique avec ictère chronique ; peut-être n'ont-ils pas l'occasion de l'observer, car à part le cas d'Ackermann il n'y a dans leur littérature presque aucun exemple qui soit valable et qui se rapporte bien exactement à la

---

1. HANOT et CHAUFFARD. *Revue de médecine*. 1882. p. 585.

maladie que j'ai décrite; à y regarder de près, il s'agit la plupart du temps de cirrhose hypertrophique graisseuse. Mais est-il légitime de mettre sur tout gros foie scléreux l'étiquette de « première phase de cirrhose atrophique? »

La plupart des médecins ont vu chez des buveurs le volume du foie augmenter à la suite des excès, puis redevenir normal sous l'influence d'un traitement rationnel et surtout de la privation de l'alcool. Ce sont là phénomènes de congestion hépatique; pas n'est besoin d'y insister. Bien peu ont vu comme Strickert à la clinique de Traube la matité hépatique tomber en un mois de 24 à 11 centimètres et ont trouvé à l'autopsie un organe atrophié et granuleux. Ce fait, tout exceptionnel qu'il soit, nous prouve que la glande hépatique, éminemment vasculaire, se prête encore, quand elle est profondément altérée, aux poussées congestives les plus violentes; car je ne suppose pas qu'on veuille mettre sur le compte de la propriété rétractile du tissu fibreux une telle diminution de volume en un mois. Est-ce à dire que je nie l'hypertrophie préatrophique de la cirrhose alcoolique? Ainsi que je l'ai déjà dit ailleurs, il n'est pas improbable qu'au début le foie augmente un peu de volume sous l'influence combinée de la congestion et de la prolifération conjonctive naissante pour diminuer plus tard avec la disparition des phénomènes congestifs et l'organisation de la sclérose. Mais je ne puis admettre que la propriété rétractile du tissu fibreux soit capable de transformer une cirrhose hypertrophique dûment organisée en une cirrhose atrophique, en une cirrhose de Laënnec. C'est également l'avis des professeurs Cornil et Ranvier : « Dans l'état actuel de la science, sans nier la propriété rétractile du tissu fibreux, on ne peut pas admettre sans conteste la transformation d'une variété de cirrhose dans une autre, et en particulier le passage de la cirrhose hypertrophique à la cirrhose atrophique. » Et je répéterai ici ce que M. Gilbert et moi avons dit il y a deux ans : Lorsque chez des alcooliques accusés de cirrhose nous avons trouvé le foie plus volumineux qu'à l'état normal, nous avons toujours assisté à l'une des évolutions suivantes : ou bien l'organe se rétractait peu à peu sans toutefois rétrocéder jamais en deçà de ses limites physiologiques, ou bien il conservait ses dimensions exagérées, soit en permettant la survie, soit en occasionnant, par les lésions dont il était le siège, quelque accident mortel.

C'est précisément sur les faits de cet ordre que la Société médicale des hôpitaux appela l'attention en discutant la « curabilité de l'ascite et de la cirrhose du foie ». Les deux tiers des exemples qui furent fournis d'amélioration ou de guérison appartiennent à cette modalité pathologique. Tels sont les cas de MM. Troisier, Dujardin-Beaumetz, Bouchard, Proust, Leclerc, Bouveret, Glénard, Mayet, Damaschino, Rendu, Gaucher, André Petit, Millard, Lancereaux, etc. Telles sont aussi certaines

observations de Surre, de Guiter et bon nombre
d'observations allemandes, rangées les unes sous
l'épithète de cirrhose mixte, les autres sous celle
de cirrhose à la période pré-atrophique. Cette
forme particulière de cirrhose des buveurs, que
M. Gilbert et moi avons qualifiée du nom de cirrhose alcoolique hypertrophique[1], ne mérite nullement la désignation de cirrhose mixte au point de
vue pathogénique; elle n'est pas plus une hybridité
qu'une espèce particulière. Pour nous, les types
extrêmes de la cirrhose alcoolique hypertrophique
et de la cirrhose alcoolique atrophique sont reliés
par une série de cas intermédiaires qui démontrent
l'importance secondaire qu'il faut attacher au volume du foie. En voilà assez pour faire comprendre
la nécessité de séparer cette sclérose à gros foie
des alcooliques des autres variétés similaires, mais
non identiques.

C'est ainsi que peu à peu, grâce à une étude clinique plus approfondie, à des examens microscopiques plus soignés, la cirrhose hypertrophique
primitive, telle qu'on l'entendait naguère en 1845
et même en 1871, se démembra en une série de
formes ayant chacune sa symptomatologie propre,
son individualité : telles la cirrhose impaludique,
la cirrhose syphilitique et la cirrhose biliaire par

1. HANOT et GILBERT. *Bulletins de la Société médicale des
hôpitaux*, 1890, p. 492. (Séance du 23 mai.)

rétention à gros foie, la cirrhose hypertrophique avec ictère chronique, la cirrhose hypertrophique graisseuse alcoolique, l'hépatite hypertrophique tuberculeuse, la cirrhose alcoolique hypertrophique. Maintenant que la plupart des faits sont classés, il est facile de mesurer le chemin parcouru depuis le jour où Requin présenta sa première observation, depuis bientôt cinquante ans.

Ces quelques pages d'histoire de la pathologie hépatique, instructives peut-être quoique forcément écourtées, ont eu pour but de montrer comment les différents types de cirrhose hypertrophique avaient pris naissance et de rappeler les discussions qu'ils avaient soulevées. J'ai pensé que c'était le meilleur moyen de dissiper les incertitudes et de mettre un peu de clarté là où la confusion n'avait que trop duré : car il n'y a pour ainsi dire pas une seule de ces formes qui n'ait été prise pour la maladie dont je vais aborder l'étude.

CHAPITRE II

OBSERVATION

Le nommé G. Gaston, âgé de 19 ans, entre à l'hôpital Lariboisière, service de M. Proust, salle Saint-Charles, n° 22, le 25 janvier 1885 [1].

Son père est mort tuberculeux. Sa mère se porte bien. Jusqu'à l'âge de 15 ans il n'a jamais été malade. Il a toujours habité Paris. Pas d'alcoolisme ni d'impaludisme dans ses antécédents. Au mois de mai 1881, sans cause aucune. il a eu une indigestion suivie d'ictère. Les troubles digestifs n'ont duré que quelques jours. mais l'ictère a persisté depuis cette époque en s'accentuant de plus en plus. Progressivement son ventre a augmenté de volume dans sa partie supérieure. Il a peu maigri, a conservé son appétit intact et une santé générale excellente. En avril 1885, il a eu quelques douleurs dans la région du foie et. pendant plusieurs jours. des accès de fièvre revenant à intervalles réguliers et présentant tous les caractères et les stades de la

1. Observation recueillie par M. Florand.

fièvre intermittente. Les douleurs et la fièvre disparurent rapidement, mais l'ictère s'accentua et son ventre augmenta de volume. Vers la même époque il eut à trois reprises différentes des hématémèses peu abondantes.

Au moment de son entrée à l'hôpital, le 25 janvier, le malade n'accuse de malaise d'aucune sorte ; son état général est aussi bon que possible. Il est petit et un peu chétif pour son âge, mais il a un excellent appétit et remplit sans aucune fatigue ses fonctions d'employé de commerce. Il est seulement gêné par le volume qu'a pris la partie supérieure du ventre et tourmenté par la persistance de son ictère.

C'est dans l'espoir de voir disparaître ces phénomènes qu'il se décide à entrer à l'hôpital. Son tégument externe et ses muqueuses présentent une teinte jaune assez prononcée qui n'a jamais disparu depuis le début de sa maladie. La face palmaire de ses mains et la plante des pieds sont parsemées de taches rosées faisant à la surface de la peau une saillie peu appréciable. Il existe un certain degré de prurit. L'urine a une teinte acajou très accentuée, qu'elle doit au pigment biliaire très abondant, mais ne contient ni sucre ni albumine. L'appétit est conservé, les troubles digestifs font défaut : enfin les selles sont décolorées.

L'examen de l'abdomen permet de reconnaître immédiatement que l'augmentation du volume qu'il présente est due à l'hypermégalie du foie et de la rate. Le foie est considérablement hypertrophié ; il remonte dans la cage thoracique, descend dans la cavité abdominale et empiète dans le flanc gauche où sa matité se confond avec celle de la rate. A la palpation on sent son bord lisse et sa surface ne paraît pas modifiée. Il a conservé sa forme normale en tous les points. La saillie est surtout considérable dans l'hypochondre droit. La matité se prolonge à quatre travers de doigt au-dessous du rebord des fausses côtes. La rate, également volumineuse, descend jusqu'à l'épine iliaque. En haut, sa matité se confond avec celle du foie. Il n'existe ni ascite, ni dilatation des veines sous-cutanées abdominales. Du côté du cœur on constate un souffle systolique léger à la pointe. Le pouls n'est pas ralenti. Les poumons sont comprimés et refoulés par le foie hypertrophié dans la cage thoracique. Le poumon gauche présente à son sommet quelques craquements très limités.

Le malade est vu quelques jours après son entrée par M. Hanot, qui confirme, après examen, le diagnostic de cirrhose hypertrophique biliaire. Traitement : Eau de Vichy, sirop iodo-tannique, bains alcalins.

Jusqu'au 17 février, l'état général et l'état local restent excellents. Rien de particulier à noter.

18 février. — Le malade prétend s'être refroidi à la sortie d'un bain. Il s'est mis au lit avec un frisson assez violent, une dyspnée intense et un point de côté sous le mamelon gauche. L'examen

de la poitrine permet de constater la présence, à la partie moyenne du poumon, d'un foyer assez étendu de râles crépitants. A ce niveau, submatité et augmentation des vibrations ; sa température est de 40 degrés, son pouls fréquent ; crachats jaunâtres, visqueux et striés de sang ; la teinte ictérique s'est beaucoup accentuée. — Traitement : vésicatoire, potion de Todd.

Le 19 février. — La dyspnée est un peu moindre. Le point de côté a presque disparu. A l'auscultation, souffle doux et râles crépitants. Les urines sont très rares, très colorées, sans albumine. T. 59°.

Le 21 février. — Souffle et râles dans les deux poumons, et surtout dans le poumon gauche râles fins très nombreux. La dyspnée est cependant moindre que les premiers jours ; la voix du malade est enrouée. Il se plaint d'une sensation de chatouillement et de constriction à la gorge. Les crachats sont muco-purulents et striés de sang. L'ictère est de plus en plus prononcé ; les symptômes locaux du côté des organes de l'abdomen n'ont pas varié. Epistaxis peu abondante à diverses reprises.

Le 24 février. — Mêmes signes. Abattement plus accusé.

Le 26 février. — La dyspnée, peu accentuée les jours précédents, est très considérable. L'examen de la poitrine permet de constater dans toute son étendue de nombreux râles fins. Depuis hier le malade a eu des épistaxis assez abondantes et des crachats constitués uniquement par du sang noirâtre. Toute la journée, malaise considérable et abattement extrême. Le soir à 7 heures, hématémèse et melæna qui se répètent par trois fois. Le malade meurt dans le collapsus.

Autopsie.

Le foie est volumineux, mais surtout très lourd ; il pèse 5 150 grammes. La surface est mamelonnée, surtout au niveau de sa face inférieure. Sa coloration est gris verdâtre, variable suivant les points que l'on considère. Les parties les plus saillantes sont d'un vert olivâtre et quelques-unes paraissent formées soit par des kystes biliaires, soit par de véritables infarctus biliaires ; les parties du tissu hépatique intermamelonnaire sont au contraire d'un vert grisâtre, noir par place.

La vésicule biliaire est petite, blanchâtre ; elle ne contient ni bile ni calcul ; ses parois sont épaissies. Les gros canaux biliaires n'offrent rien de particulier à noter. A la coupe le tissu hépatique est plus résistant qu'à l'état normal, sans présenter la dureté de la cirrhose atrophique. L'aspect est assez identique à celui de la surface ; on retrouve ici cette apparence d'infarctus et de kystes biliaires qui a déjà été signalée.

Le péritoine périhépatique est épaissi ; des adhérences existent entre le foie et le diaphragme.

Les reins sont gros, imprégnés de bile.

Le cœur est pâle, petit, un peu mou, vide de sang ; pas d'altération valvulaire, pas de dilatation du cœur droit. L'estomac, rempli de sang noirâtre en caillots, montre des arborisations vasculaires très prononcées et des ecchymoses étendues dans l'épaisseur de ses parois. Tout l'intestin grêle est rempli de sang ; la muqueuse est teinte en noir et parsemée d'ecchymoses.

La rate, très volumineuse, pèse 1 kilogramme. Sa teinte est plus pâle que d'ordinaire ; sa consistance ne s'écarte pas sensiblement de la consistance normale.

Les poumons sont petits, refoulés dans la cage thoracique, très congestionnés dans toute leur étendue. Le poumon gauche présente à sa partie supérieure une petite caverne tuberculeuse ; il est splénisé à sa partie moyenne. Quelques tubercules dans le poumon droit. Adhérences pleurales au sommet gauche et aux deux bases. Ecchymose sous-pleurale assez étendue en arrière et à droite.

Ecchymose large dans le pectoral gauche.

Cerveau absolument sain.

Examen microscopique du foie.

Lorsqu'on examine à un faible grossissement une préparation colorée au picro-carmin, on est immédiatement frappé de la grande place qu'occupe le tissu conjonctif. De larges bandes teintées en rose, accidentées par des accumulations irrégulières de petits noyaux, de vaisseaux, s'étendent entre les lobules. En analysant de plus près on voit d'abord que c'est dans les espaces portes que le tissu conjonctif est en plus grande quantité. Là il forme des travées irrégulières, larges, envoyant par leurs extrémités des rubans plus étroits, qui pénètrent dans les fissures interlobulaires ou entament les lobules sur un ou plusieurs points de leur pourtour. Tantôt c'est un ilot parenchymateux ayant les dimensions d'un lobule normal, tantôt c'est un ilot beaucoup plus grand, qui se trouve circonscrit par les travées scléreuses. Mais, d'une façon générale, le tissu conjonctif ne les enserre pas à la manière d'un anneau ; il forme des prolongements d'épaisseur variable à extrémité parfois renflée qui pénètre à travers le parenchyme et ne rejoint que rarement la veine centrale d'un lobule. C'est ainsi qu'au lieu de lobules réguliers, on a affaire à des ilots parenchymateux à contours ébréchés, présentant parfois l'aspect d'un biscuit, d'un ovale ou d'un rein.

Déjà, avec ce grossissement, le tissu conjonctif ainsi que le parenchyme présentent des particularités frappantes. Dans les espaces portes la veine porte, vide de sang, est enchâsssée dans le tissu conjonctif qui y est en abondance, mais ce dernier entoure surtout les canaux biliaires dont les parois épaissies et le revêtement épithélial vivement coloré et très grossi attirent l'attention. A côté des coupes transversales on voit fréquemment des coupes longitudinales de ces canaux qui se distinguent également par leur volume considérable. Sur les autres bandes conjonctives extralobulaires, les canaux biliaires se trouvent en grand nombre.

Le tissu conjonctif devient moins fibrillaire et plus ponctué à mesure qu'on s'approche du rebord des lobules, où il forme une zone épaisse, vivement colorée, qui s'ouvre fréquemment pour comprendre dans ses mailles une ou plusieurs cellules hépatiques.

Les bandes conjonctives qui se prolongent dans l'intérieur des lobules sont ordinairement étroites et se terminent d'ordinaire par un renflement arrondi.

Si la grande majorité des lobules n'est pas cerclée par le tissu conjonctif, on en voit cependant quelques-uns qui sont complètement entourés par lui et sans qu'il se prolonge dans leur intérieur. Les lobules ont gardé leur volume normal ou bien sont réduits à la moitié ou au tiers de leur volume primitif. Il est aisé de se convaincre que ce ne sont plus alors de véritables lobules, car la veine centrale manque souvent ; elle est située dans l'épaisseur du tissu scléreux qui l'a rejointe : ce sont donc des îlots de cellules hépatiques.

La disposition trabéculaire est conservée ; les travées cellulaires ont gardé leur aspect normal, mais sont séparées les unes des autres par des espaces parallèles plus étroits qu'elles et entièrement vides. Les cellules sont bien colorées par le picro-carmin ainsi que leur noyau ; on n'y voit pas de gouttelettes de graisse, de granulations graisseuses, d'infiltration pigmentaire. Arrivées à la périphérie lobulaire, les colonnettes cellulaires sont envahies par le tissu conjonctif avec lequel elles se confondent.

On trouve cependant sur quelques préparations un ou deux lobules dont la disposition normale est complètement bouleversée. Le tissu conjonctif les a envahis sur toute leur surface ; on ne voit plus que des traînes conjonctives au milieu desquelles sont disséminées pêle-mêle des cellules tout à fait altérées. La plupart d'entre elles sont dépourvues de noyau, imprégnées de pigment biliaire et fortement granuleuses. Elles sont gonflées ou réduites à des fragments.

Examen à un fort grossissement. — a. Comme je l'ai déjà dit, les espaces portes sont considérablement élargis, remplis par un tissu conjonctif épais, fortement coloré en rouge par le carmin. Ce sont des fibres et des fibrilles qui le composent. Les fibres sont réunies en faisceaux épais, transversalement disposés, s'ouvrant de place en place en formant une maille au milieu de laquelle se trouve la coupe d'une veinule complètement vide de sang. A côté de ces épais faisceaux on voit des fibrilles isolées en ligne transversale et oblique, flanquées par places d'un ou plusieurs noyaux. A mesure qu'on se rapproche des lobules hépatiques, on voit des fibrilles en plus grande quantité et des amas de noyaux embryonnaires en abondance.

D'ailleurs, dans tous les espaces portes le tissu

conjonctif ne présente pas le même **degré** de déve-loppement. S'il est en quantité considérable par-tout, il est cependant plus riche en noyaux dans quelques-uns, plus riche en faisceaux fibrillaires dans d'autres.

Au milieu de cette néoformation conjonctive on trouve nettement dessinés les divers éléments qui s'y trouvent à l'état normal, la veine porte, les artérioles des canaux biliaires ; mais l'œil est de suite vivement frappé par la coloration intense, l'épaisseur des parois, l'abondance épithéliale des coupes de canalicules biliaires.

Dans chaque espace porte se trouvent une, deux ou plusieurs coupes de canalicules biliaires à la lumière assez considérable. Chacun d'eux est entouré d'une épaisse gaine de tissu conjonctif formée par des faisceaux de fibres. La lumière du canalicule est bordée par une ou deux rangées de cellules cubiques, fortement colorées, à noyaux bien mar-qués. La lumière est souvent libre, parfois encom-brée par des cellules. A côté de ces coupes trans-versales, on en rencontre qui sont disposées longi-tudinalement et qui présentent en tout les mêmes caractères que les précédentes.

Cette coloration et surtout cette épaisseur des parois des canalicules tranchent et frappent à côté des veines portes. Les parois de ces dernières sont assurément plus épaisses que normalement, mais ne présentent pas du tout une épaisseur égale à celle des canalicules biliaires. La proportion des

unes aux autres peut être évaluée par deux pour
les parois canaliculaires, par un pour les parois
veineuses. J'ai examiné simultanément de nombreuses coupes de cirrhose vulgaire et j'ai été
frappé par la différence qui, de ce chef, existe
dans les parois des vaisseaux et des canaux au sein
des espaces portes dans les deux cirrhoses. Si les
canalicules biliaires sont bien marqués et leurs
parois épaissies dans la cirrhose vulgaire, ces
caractères n'approchent cependant pas de ceux que
présentent les parois veineuses dans la même affection, et l'inverse a lieu pour la cirrhose hypertrophique. Quant aux vaisseaux, ils sont vides de
sang.

En dehors de ces éléments on voit encore dans
les espaces portes de nombreux canalicules formés
en général par une étroite et double rangée de cellules cubiques, vivement teintées, à noyau bien
distinct. Les rangées cellulaires sont tellement rapprochées qu'on se demande s'il existe une lumière
entre elles.

Ces canalicules sont tantôt allongés en ligne
droite, tantôt recourbés, se dichotomisant souvent
pour parcourir l'espace porte et pénétrer dans l'espace interlobulaire; mais il ne m'a jamais été donné
de constater quelque point d'attache entre eux et
les travées cellulaires des lobules hépatiques; je les
ai vus à plusieurs reprises arriver jusqu'à la périphérie des lobules et se prolonger dans leur intérieur avec les ramifications intracineuses du tissu

conjonctif. Auprès des coupes longitudinales de ces canalicules on en voit de transversales, formées de 2-3 cellules allongées circonscrivant un orifice d'une petitesse remarquable.

b. Tissu conjonctif péri-lobulaire. — J'ai dit plus haut que de la sclérose péri-portale se détachent des bandes plus ou moins épaisses, qui vont entourer d'une façon complète ou partielle un ou plusieurs lobules réunis en groupes. Ce tissu conjonctif péri-lobulaire présente la même structure que le précédent. Il est souvent formé de puissants faisceaux de fibres semés de noyaux embryonnaires.

Au voisinage des cellules hépatiques, les faisceaux forment des mailles contenant une ou plusieurs cellules hépatiques ou des débris cellulaires. Ces cellules ainsi emprisonnées présentent parfois tous leurs caractères normaux : leur volume n'a pas diminué, leur protoplasma est très finement grenu, le noyau bien coloré ; mais le plus souvent elles sont altérées, fortement granuleuses, petites, pauvres en protoplasma, à noyau peu distinct. Je n'ai pu saisir leur transformation en cellules embryonnaires comme l'ont indiqué MM. Kelsch et Wannebroucq.

c. Tissu conjonctif intra-lobulaire. — Les lobules hépatiques sont pour la plupart traversés par une ou plusieurs travées de tissu conjonctif. Or sur les coupes, ce tissu s'est présenté tantôt en étroite communication avec le tissu conjonctif péri-lobulaire dont on peut dire qu'il émane, tantôt à l'état indépendant.

D'un point quelconque du bord interne de l'anneau péri-lobulaire on voit se détacher un rameau à base élargie, qui se propage à l'intérieur du lobule correspondant et s'arrête avant d'arriver à la veine centrale en se renflant à son extrémité. D'autres fois, il suit une marche curviligne et va isoler un fragment du reste du lobule; d'autres fois encore, il s'anastomose avec des ramifications venues de points opposés et contribue ainsi à la division du lobule en îlots segmentaires.

Ces prolongements intra-lobulaires sont ordinairement formés par des fibrilles conjonctives très fines, par des noyaux embryonnaires et renferment parfois quelque capillaire sanguin.

Dans certains lobules ou îlots parenchymateux de grandes dimensions, on n'observe pas la même disposition du tissu conjonctif. Du tissu conjonctif périphérique on ne voit partir aucun prolongement intra-lobulaire, mais en un point quelconque du parenchyme on voit un îlot scléreux arrondi. De pareils îlots conjonctifs au sein même des cellules hépatiques rappellent bien les extrémités enflées des prolongements intra-lobulaires, et il est probable que c'est à la section transversale d'un semblable prolongement que l'on a affaire.

d. Le parenchyme. — Un premier fait, constant et essentiel, ressort de l'examen des coupes : l'aspect normal des cellules dans la plus grande partie de la glande.

Que les lobules soient réduits de volume, réunis par groupes qu'enserre une même bande scléreuse, pénétrés par des prolongements conjonctifs, les trabécules hépatiques conservent leur disposition générale et les cellules leur intégrité. Cependant le hasard de la section amène parfois sous les yeux des lobules toujours en petit nombre, dont toute la structure est bouleversée et dont les cellules sont atteintes d'atrophie granuleuse, d'infiltration pigmentaire ou de bulles graisseuses. Je vais examiner séparément chacune de ces variétés.

Quels que soient le volume et la forme de l'ilot parenchymateux, les cellules dont il est composé sont disposées deux à deux sur des travées rayonnantes allant vers la périphérie, et partant de l'orifice de la veine sus-hépatique lorsque cet orifice existe dans le lobule. Chaque rayon cellulaire est séparé de son voisin par un espace complètement vide. Ces espaces sont rayonnants comme les trabécules qu'ils séparent et leur largeur n'atteint pas tout à fait celle des travées. Toutes les cellules présentent leur aspect polygonal bien délimité, et leur volume paraît plutôt dépasser la normale. J'ai à ce sujet examiné comparativement les cellules de foies sains et de foies atteints d'affections diverses, et j'ai été surpris de la différence de volume qui existe en faveur des cellules du foie atteint de la cirrhose hypertrophique que j'étudie. Le protoplasma est finement grenu. Le noyau, en général unique, quelquefois double, semble également augmenté de volume et prend vivement le carmin. De sorte que, malgré la dilatation inter-trabéculaire, ni la forme ni le volume des éléments ne sont altérés.

Certains lobules en fort petit nombre présentent la même disposition, mais leurs cellules, tout en conservant leur volume normal, sont imprégnées de pigment biliaire et sont tout à fait colorées en vert. C'est alors qu'on trouve par places dans les espaces inter-trabéculaires de petits blocs biliaires. C'est aussi dans ces lobules qu'on trouve la disposition suivante, qui rappelle la coupe d'un canal glandulaire : cinq à six cellules forment un cercle au centre duquel est une sorte d'orifice comblé par de la bile.

Sur quelques coupes on voit un certain nombre de lobules ou d'ilots lobulaires, dont les cellules sont remplies de vésicules de graisse, sans qu'on en puisse indiquer la raison.

Il me reste enfin à décrire un dernier ordre de lobules présentant une altération tout exceptionnelle. Le lobule ou le groupe lobulaire dont il s'agit ne montre plus trace de la structure primitive. Il n'existe plus qu'une trame conjonctive au milieu de laquelle se trouvent disséminées pêle-mêle des cellules atrophiées, réduites à la moitié, au tiers de leur volume normal, déformées, à protoplasma granuleux, remplies de pigment biliaire, à noyaux peu apparents. Par places on observe de petits blocs biliaires ; et, chose curieuse, dans ces lobules si détériorés on ne voit pas une cellule en dégénérescence graisseuse ni un capillaire rempli de sang.

e. Rapports du parenchyme avec le tissu conjonctif péri ou intra-lobulaire. — Arrivées à la périphérie du lobule, les travées cellulaires rencontrent le tissu conjonctif. Jusqu'à ce niveau les cellules conservent leur aspect normal et ne présentent aucune dégénérescence ni granuleuse, ni graisseuse. Les plus rapprochées seules paraissent tassées par compression. On peut expliquer la diminution de volume des lobules précisément par cette marche envahissante du tissu conjonctif. A mesure qu'il se développe, il entoure une ou plusieurs cellules qu'il soustrait au reste du lobule. Dans la cirrhose atrophique le même fait ne s'observe pas ; ici les lobules sont en grande majorité entourés, comprimés, atrophiés en bloc par le tissu conjonctif annulaire qui les enserre.

Autour des prolongements conjonctifs intra-lobulaires, les cellules hépatiques gardent parfois leurs caractères normaux, mais le plus souvent elles sont diminuées de volume et très granuleuses. Cette dégénérescence est surtout marquée autour des extrémités renflées des prolongements.

En résumé il s'agit dans cette observation d'un jeune homme atteint depuis quatre ans d'ictère chronique et de tuméfaction de la partie supérieure du ventre. A part ces phénomènes qui l'amènent à l'hôpital, sa santé est restée assez satisfaisante, l'appétit s'est conservé, ses forces se sont maintenues, si bien qu'il a pu continuer son métier d'employé de commerce. Survient pendant son séjour à l'hôpital une pneumonie qui l'emporte. On trouve à l'autopsie une hypermégalie énorme de la rate et du foie et les grosses voies biliaires parfaitement libres. Le foie est cependant cirrhosé. L'examen microscopique montre une sclérose porto-biliaire n'ayant que peu de tendance à former des anneaux, se présentant plutôt sous forme de bandes qui vont d'un espace porte à l'autre et poussent des prolongements à tête renflée à l'intérieur des îlots parenchymateux, grands ou petits qu'elles circonscrivent. De telle sorte que l'ensemble du parenchyme dessine assez exactement une série d'îles de dimensions variées, les plus petites arrondies, les plus grandes et les plus nombreuses aux bords irréguliers, aux pointes avancées que tend à venir couper pour former un îlot séparé la prolifération conjonctive envahissante. Cette cirrhose rappelle donc par sa disposition générale les caractères des cirrhoses porto-biliaires. Mais, fait surprenant, étant donnée la longue durée de la maladie, les cellules hépatiques sont pour la très grande majorité intactes. D'autre part la sclérose prédomine autour des canaux biliaires qui sont atteints d'un catarrhe manifeste. Enfin les veines sus-hépatiques ne sont prises qu'accessoirement, lorsqu'elles flan-

quent un espace porto-biliaire ou lorsque le tissu
conjonctif dans sa marche progressive les rencontre
sur son passage : jamais elles ne représentent un
centre autonome d'orientation scléreuse.

CHAPITRE III

ÉTUDE CLINIQUE

I

Symptomatolohie.

L'expression clinique très spéciale, nette et facilement compréhensible, dont l'observation précédente a pu donner un aperçu, est presque identique à elle-même dans la majorité des cas.

C'est d'ordinaire chez un homme jeune, de 20 à 50 ans, d'aspect chétif assez souvent, que la maladie éclate. Un ictère survient, s'accuse de plus en plus, persiste, accompagné de douleur dans la région de l'hypochondre droit, douleur sourde, exagérée par la pression, qui paraît et disparaît, mais n'atteint jamais l'intensité ordinaire des coliques hépatiques. A ces phénomènes s'ajoutent un peu de fièvre, de l'anorexie, un certain degré de perte de forces. Au bout de quelque temps, le malaise général, les sensations pénibles dans l'hypochondre, cessent à peu près complètement : l'ictère n'a que diminué. Un peu après, nouvelle poussée d'hépatalgie avec augmentation de l'ictère, et nouveau malaise général ; puis nouvelle accalmie, l'ictère persistant toujours, d'ailleurs avec les mêmes variations. Ces alternatives continuent à se reproduire avec des intervalles variables. Bientôt, un nouveau symptôme s'accuse : l'abdomen a insensiblement augmenté de volume, a pris maintenant des proportions vraiment considérables, très gênantes pour le malade qui ne peut plus se livrer qu'avec peine à ses occupations. On reconnaît alors que l'augmentation de volume du ventre est due non à une ascite, mais à une tumeur qui a envahi non seulement tout l'hypochondre droit et le creux épigastrique, mais encore le flanc droit et une partie de la fosse iliaque du même côté. Cette tumeur est très dure au toucher, assez régulière à sa surface, plus ou moins douloureuse, principalement à la pression, à divers moments. Cependant, en dehors des crises dont il a été parlé plus haut, et qui quelquefois sont séparées par des intervalles de six et huit mois, l'état général reste bon ; il n'y a pas d'amaigrissement : les forces diminuent peu. L'ictère n'a pas disparu un seul instant et reste toujours assez marqué. Ce n'est guère que 4, 5, 6, 7 ans après le début de la maladie que la cachexie commence à se montrer. Le malade maigrit, perd insensiblement les forces et l'appétit ; la tuméfaction hépatique diminue à peine et dépasse jusqu'au bout le volume ordinaire de l'organe ; l'ascite manque ou peu s'en faut ; on n'observe pas non plus de développement anormal des veines sous-cutanées abdominales. Puis, le trouble de la nutrition va en augmentant ; les poumons s'engouent, la peau se couvre de pétéchies : l'ictère devient verdâtre, la maigreur est squelettique. Des hémorrhagies stomacales et intestinales surviennent, le malade tombe dans le coma et ne tarde pas à succomber.

Telle est résumée en quelques mots l'histoire d'un malade. Elle constitue un type et toutes les autres observations en diffèrent peu.

Les antécédents varieront. La durée de la maladie sera plus ou moins longue ; les poussées aiguës ou subaiguës seront plus ou moins fréquentes, plus ou moins intenses, l'hypertrophie hépatique sera plus ou moins développée, la terminaison ne se fera pas toujours suivant le même mécanisme ; mais la physionomie des malades, considérée dans son ensemble, sera sensiblement la même. On aura toujours sous les yeux une affection chronique, caractérisée par un ictère permanent, une hypertrophie considérable du foie et souvent aussi de la rate, l'absence d'ascite et de développement anormal des veines sous-cutanées abdominales, du moins dans la majorité des cas et pendant la plus grande partie de la durée de la maladie. Pour le redire encore une fois, c'est bien là une véritable individualité clinique qui ne se confond avec aucune autre.

Il convient maintenant d'étudier avec quelques détails les principaux éléments de ce syndrome.

Début.   Le début est le même, à peu de chose près, dans toutes les observations. L'ictère et les douleurs dans l'hypochondre droit simultanément ou presque simultanément commencent la série des accidents. D'une façon générale, c'est au milieu d'une bonne santé, sans causes exceptionnelles appréciables, que les premiers symptômes apparaissent et sans grand éclat. Chez l'un l'ictère se produit sans cause connue, accompagné ou non d'un véritable embarras gastrique ; chez l'autre il survient subitement, après un violent accès de colère, alors que d'ailleurs des douleurs se sont produites depuis quelques jours dans l'hypochondre droit ; chez un troisième l'ictère suit immédiatement un abus de fruits acides. Dans l'observation de M. Jaccoud, la jaunisse ne se manifeste que cinq mois après le début de douleurs hépatiques : c'est là une exception. Dans un autre cas le malade reconnait la première manifestation de sa maladie uniquement à la nécessité de faire élargir ses vêtements et c'est un an après qu'il est pris d'ictère généralisé. Quoiqu'il mange et digère bien et que, depuis deux ans et demi que dure l'affection, il n'ait présenté aucun trouble digestif ou gastro-intestinal, il maigrit beaucoup ; d'autre part la tuméfaction de l'abdomen n'a été précédée ni suivie de phénomènes douloureux.

A propos des douleurs qu'accusent les malades à cette période, je reviens encore sur ceci, à savoir qu'on n'indique dans aucune observation l'ensemble caractéristique qu'affectent le plus souvent les douleurs hépatiques. Plusieurs fois même, la douleur n'a pris qu'une très faible place dans le cortège symptomatique. Souvent elle a été surtout sourde, continue, ne se réveillant presque uniquement que par la pression, sans exacerbations bien accusées. D'ailleurs les douleurs de l'hypochondre droit peuvent s'expliquer amplement, en grande partie, par les péri-hépatites dont l'autopsie révèle l'existence.

Dans la plupart des observations, l'ictère et les douleurs hépatiques se sont accompagnés dès le début d'autres circonstances qui ont bien aussi leur valeur : presque toujours il y eut en même temps anorexie, constipation, malaise général, diminution de forces et fièvre. Bon nombre de malades que j'ai observés ont bien indiqué ce mouvement fébrile de la première période, mouvement fébrile que j'ai pu constater lors de chacune de ces poussées qui surviennent dans le cours de la maladie. M. Jaccoud insiste sur cette fièvre qu'il a étudiée avec soin : « Plusieurs fois l'invasion des douleurs a été accompagnée d'un mouvement fébrile intense durant lequel le thermomètre montait à 39°5 ou 39°8 et le pouls à 110 ou 120. Cette fièvre ne durait pas aussi longtemps que la douleur elle-même ; mais lorsqu'elle se manifestait l'attaque était plus violente et plus longue ; dans d'autres circonstances l'accès douloureux était complétement apyrétique. »

Cette crise initiale dure de une à plusieurs semaines, puis la maladie entre dans sa période d'état, caractérisée principalement par un ictère chronique et l'hypertrophie du foie.

État.

L'ictère est donc une des manifestations capitales de la maladie. On a vu que c'était un des signes du début ; dans quelques observations il est à peine marqué tout d'abord, puis augmente insensiblement ; d'autres fois il est intense dès son apparition. Quoi qu'il en soit, une fois produit l'ictère persiste jusqu'à la fin. Néanmoins, pendant la longue durée qu'il peut avoir, il présente de nombreuses variations ; tantôt véritable ictère vert, tantôt beaucoup moins accusé. Mais, alors même qu'il est en quelque sorte à son minimum, il est encore très appréciable, généralisé ; c'est toujours beaucoup plus que la teinte subictérique qu'on rencontre dans bon nombre d'autres circonstances.

Au moment des attaques caractérisées par l'exagération des douleurs hépatiques et l'élévation de la température, l'ictère augmente notablement pour diminuer plus ou moins dans l'intervalle des crises. Chaque fois qu'un de mes premiers malades se présentait à la consultation de l'hôpital, on reconnaissait aisément, autant à la teinte foncée de la peau qu'à son air fatigué, sa face amaigrie, qu'il était retombé encore dans une mauvaise phase. Dans les cas qui se sont terminés par un ensemble de phénomènes très analogues à ceux qu'on observe dans l'ictère grave, l'ictère atteignit le degré élevé auquel il parvient souvent dans certaines formes d'atrophie jaune aiguë. Quelques malades succombèrent avec un ictère noir.

D'une façon générale, comme je l'ai déjà dit, même dans l'intervalle des crises, alors que l'état général est encore bon et que le malade peut encore vaquer à ses occupations ordinaires, on a affaire à un véritable ictère. C'est une coloration jaune plus ou moins foncée de tout le tégument externe et des sclérotiques, accompagnée ou non de xanthélasma.

Outre la sécheresse de la peau, il reste parfois une sorte d'éruption lichénoïde, consistant en papules très prononcées, comme verruqueuses, sans prurit actuel. Cette éruption, qu'on trouve disséminée en plusieurs endroits du tronc, est surtout marquée au front, au menton, à la face dorsale des mains, et, en abaissant les paupières, on aperçoit sur leur face muqueuse des élevures analogues aux élevures cutanées. (P. Ollivier, p. 562.)

Chez un soldat du Val-de-Grâce, que M. Laveran a eu l'obligeance de me faire examiner, la face était couverte d'une multitude de petites taches brunâtres, arrondies ou légèrement ovoïdes, ne disparaissant pas par la pression du doigt, et dont l'aspect était assez analogue à celui de taches purpuriques en voie d'effacement. Ces taches bronzées ne s'étaient modifiées en aucune façon depuis l'époque de leur apparition qui remontait à plusieurs mois.

Il m'est impossible de dire si ce « masque » appartient à la cirrhose hypertrophique avec ictère, car c'est la première fois que j'ai l'occasion de l'observer. On a aussi signalé dans quelques cas des papules lichénoïdes, de l'acné ioduré. Le prurit si fréquent des hépatiques se retrouve ici avec la ténacité particulière aux ictères de longue durée.

L'urine est haute en couleur, plus ou moins foncée suivant les phases mauvaises ou bonnes que le malade traverse ; et l'acide nitrique y fait apparaître le jeu de couleurs caractéristique de la présence de la bile. Cette teinte acajou que présente l'urine est le phénomène obligé de tout ictère ; mais il est un symptôme qui l'accompagne ordinairement, qui va de pair avec la coloration de l'urine et fait défaut dans cette singulière maladie : je veux parler de la décoloration des matières fécales.

C'est là un phénomène étrange, tellement insolite dans une jaunisse si persistante et parfois si intense, qu'il acquiert immédiatement la plus haute importance au point de vue du diagnostic et de la pathogénie. Dans un relevé de vingt-six observations, on trouve les matières fécales colorées vingt fois, décolorées deux fois, et dans quatre cas il n'en est pas question. Déjà M. Cornil avait été frappé de ce fait et avait remarqué dans deux cas une énorme quantité de matière biliaire dans l'intestin. Les selles conservent donc leur coloration habituelle qui s'accuse ou s'atténue à certains moments ; ce n'est que passagèrement qu'elles prennent l'aspect grisâtre, indice de l'ictère par rétention. Ce fait, dont la valeur n'échappera à personne, méritait d'autant plus qu'on s'y arrêtât qu'il n'est pas de maladie du foie où il se montre avec une pareille constance.

L'hypertrophie du foie est, comme je l'ai dit, l'autre signe capital de la période d'état de l'affection. Il m'a été impossible, dans les cas soumis à mon observation, d'étudier dès le commencement le développement de l'organe hépatique et de pouvoir établir ainsi de quelle façon ce développement s'opère à la première période de la maladie. Dans la plupart des observations, les renseignements manquent aussi sur ce point ; car, le plus souvent, les malades n'ont réclamé les soins du médecin que lorsqu'ils souffraient déjà depuis un temps plus ou moins long.

Si j'en crois les renseignements donnés à cet égard par les malades, l'augmentation de l'hypochondre serait devenue sensible assez rapidement, et il paraît certain aussi qu'elle n'avait atteint que successivement le degré qu'on lui trouvait lors de la première entrée de ces malades à l'hôpital.

On trouve des détails beaucoup plus circonstanciés dans l'observation du professeur Jaccoud : « Durant chacune de ces attaques, le foie augmentait de volume ; la douleur passée, il revenait sur lui-même, mais ce retrait ne le ramenait pas toujours à ses dimensions primitives ; et en jugeant la question par le niveau du bord inférieur, il était facile de s'assurer, surtout après les grands accès de fièvre, que l'organe s'était définitivement abaissé de quelques lignes de plus. » L'hypertrophie du foie commencerait donc à se produire dès les premières crises et l'accroissement ultérieur se manifesterait principalement pendant les attaques suivantes.

Presque toujours la tuméfaction du foie est telle que l'hypochondre droit fait une sorte de saillie facilement appréciable à première vue, et qui entre pour une large part dans cette augmentation du volume de l'abdomen dont il a été parlé. Quelquefois, la masse hépatique va jusqu'à combler l'hypochondre droit, tout le creux épigastrique jusqu'au-dessous de l'ombilic, le flanc droit et la plus grande partie de la fosse iliaque droite. Dans une de mes observations, la limite inférieure était assez bien indiquée par une ligne oblique qui, partie de l'épine iliaque inférieure, gagnerait les dernières fausses côtes gauches. Cette masse ainsi délimitée était fortement projetée en avant et s'offrait en quelque sorte d'elle-même au palper. D'autres fois le bord antérieur du foie ne déborde pas de moins de quatre travers de doigt les fausses côtes droites, et, dans ces cas aussi, la tuméfaction remplit le creux épigastrique jusqu'à l'hypochondre gauche et descend au-dessous de l'ombilic.

A la palpation le foie ainsi hypertrophié est résistant; on a sous le doigt un tissu d'une dureté véritablement ligneuse; le bord antérieur de l'organe est net, tranchant. Généralement, quand on explore avec la pulpe du doigt la partie de la face antérieure qui dépasse les fausses côtes, on la sent lisse, régulière et, je le répète, cette exploration est d'autant plus facile, elle donne des résultats d'autant plus saisissants, que cette face antérieure repousse en quelque sorte en avant la paroi abdominale ainsi distendue et sous laquelle elle est immédiatement appliquée.

Toutefois je ferai ici une réserve. Le péritoine étant toujours plus ou moins enflammé chroniquement, plus ou moins régulièrement épaissi autour du foie, il se peut, dans quelques cas, que ces brides péritonéales assez développées pour être appréciables au toucher à travers la paroi abdominale, donnent la sensation d'une surface rugueuse, plus ou moins bosselée. C'est ainsi qu'il faut expliquer les résultats qu'on obtenait à la palpation chez un de mes malades; les sortes de nodosités qui se sentaient sous le doigt avaient donné le change, et, se fondant sur cette particularité qu'on avait jusqu'à un certain point le droit de considérer comme pathognomonique, on avait songé un instant à l'existence d'un cancer hépatique. Mais, il faut bien le dire, la périhépatite ne donne que très-exceptionnellement cette apparence, et, dans la grande majorité des cas, la surface du foie hypertrophié est, comme il a déjà été dit, lisse et régulière.

La percussion, comme le palper, donne ici des résultats très concluants et indique exactement l'étendue de l'hypertrophie : cela se conçoit sans peine, puisqu'on sait qu'on n'est point gêné par l'interposition d'anses intestinales ou de liquides, la tumeur étant aussi superficielle que possible. En dehors des crises, cette percussion est peu ou point douloureuse ; toutefois il convient de la pratiquer avec précaution, car même dans les périodes d'accalmie, une pression un peu forte peut réveiller des douleurs assez vives.

J'ai dit qu'un des caractères essentiels de l'hypertrophie hépatique, dans l'espèce, est son développement considérable ; un autre caractère non moins important, c'est qu'elle est permanente. Si longue que soit la maladie, et on sait qu'elle peut durer jusqu'à neuf ans, l'hypertrophie persiste jusqu'au bout telle quelle, si elle ne continue pas à augmenter. Ici, il convient de signaler une exception, d'ailleurs peu importante : j'ai vu, dans un cas où la maladie s'était prolongée très longtemps, le foie subir quelque retrait dans les derniers mois ; il perdit un peu de son volume vraiment colossal, conservant encore des dimensions relativement considérables. C'est là un fait que M. le professeur Jaccoud a également constaté.

En même temps que l'hypertrophie du foie il y a une hypertrophie plus ou moins considérable de la rate. On sait que l'hypertrophie de la rate accompagne souvent la cirrhose atrophique, et si, comme on l'a dit, cette hypertrophie était due en ce cas à la gêne de la circulation porte à travers le foie, elle s'expliquerait très difficilement ici. Mais comme le dit Frerichs lui-même : « Cette tuméfaction de la rate n'est nullement aussi constante que le feraient supposer les lois de la mécanique pure, ou même que certains observateurs l'admettent. Sur trente-six cas j'ai trouvé dix fois la rate plus grosse que d'habitude. » Andral, Budd, Monneret professent la même opinion. Si la gêne de la circulation du sang de la veine porte à travers le foie était l'unique cause de la tuméfaction splénique, celle-ci ne devrait jamais manquer. Ce qu'il faut dire, c'est que, dans un grand nombre d'états morbides aigus ou chroniques, développés sous l'influence d'un agent toxique ou infectieux, le foie et la rate sont lésés simultanément : ainsi dans le typhus, la fièvre typhoïde, la pyémie, la fièvre intermittente, la leucocythémie, etc., on observe toujours en même temps que les lésions hépatiques, l'hypertrophie de la rate. A côté de ces maladies se placent aussi la cirrhose atrophique et avant tout la cirrhose hypertrophique par ictère chronique. Il y a donc là comme une loi de pathologie générale, sans qu'on puisse donner la raison de la simultanéité habituelle des altérations des deux glandes. Dans toutes ces maladies la rate se conduit comme une véritable annexe du foie, une sorte de foie gauche. Et je m'abstiendrai de reproduire pour le cas particulier que j'envisage ici, toutes les théories plus ou moins ingénieuses qui ont été émises pour expliquer le consensus qui existe entre les deux organes. Quoi qu'il en soit, l'hypertrophie de la rate est un signe constant de la période d'etat.

Il convient maintenant de parler d'un symptôme négatif d'une grande valeur, je veux parler de *l'absence d'ascite*. L'ascite peut manquer en effet pendant la plus grande partie de la maladie et quelquefois même on peut dire qu'elle fait complètement défaut.

Dans un certain nombre d'observations, on a vu se produire dans les derniers temps un épanchement péritonéal, généralement assez peu abondant. On n'a jamais observé, comme dans la cirrhose atrophique, une véritable ascite survenant toujours assez près du début. Toutefois il convient de s'expliquer : chez un malade qui présenta dès le début de la maladie et à l'occasion d'une des premières attaques une augmentation de volume rapide de l'abdomen, le Dr Bucquoy constata qu'il n'y avait pas seulement tympanisme, mais bien aussi épanchement péritonéal d'ailleurs modéré. Cette ascite disparut après quelque temps. Il n'y a rien là qui doive surprendre : il est certain qu'au moment des attaques, en dehors des modifications qui surviennent au sein du parenchyme hépatique, il se fait des poussées péritonitiques, limitées il est vrai le plus souvent autour du foie, mais qui peuvent s'étendre plus loin. Il y a alors, pour ainsi dire, une véritable péritonite qui est surtout plastique, mais qui peut néanmoins déterminer une exsudation séreuse plus ou moins abondante. La poussée finie, celle-ci pourra se résorber plus ou moins complétement.

Un autre malade observé par M. Hayem vint à l'hôpital avec le ventre et les jambes enflés. On lui fit une paracentèse abdominale qui donna issue à huit litres de liquide. Se sentant un peu mieux portant, il retourna dans son pays où il resta environ un an. Au bout de ce temps il fut repris d'accidents aigus et vint mourir à la Charité. A l'autopsie on trouva une péritonite généralisée, constituée par des adhérences anciennes, solides, contenant des vaisseaux énormes, dilatés. Dans ce cas il n'a été fait qu'une ponction abdominale et le liquide ne s'est pas reproduit. « Était-ce l'exsudat de la péritonite chronique? était-ce l'hydropisie causée par l'hépatite? Il est difficile de se prononcer sur ce point, dit M. Hayem; mais toujours est-il que la vascularisation énorme des adhérences entre l'intestin, et la paroi abdominale m'a paru être à l'autopsie une source particulière, non encore signalée, de circulation dérivative. »

Vers la fin de la maladie, si l'ascite apparait, il semble bien évident que les poussées péritonitiques qui éclatent encore avec plus d'intensité n'y sont pas étrangères dans bon nombre de cas. Toutefois il est logique d'admettre qu'en d'autres circonstances le mécanisme de cette ascite soit différent : le processus sclérotique, s'étendant de plus en plus, pourra, à un moment donné, intéresser à ce point l'aire des capillaires de la veine porte que la circulation y sera gênée pour que l'ascite se produise. Mais ce procédé pathogénique ne doit pas être commun; car d'une part, même dans les cas où l'extension de la sclérose a été aussi intense que possible, il n'y a jamais ici de ces altérations profondes du système porte, qui, dans la cirrhose atrophique, font de l'ascite un signe immanquable et de première valeur; et, d'autre part, l'examen de 26 observations nous prouve que l'ascite a manqué 19 fois, ce qui ne va guère avec l'hypothèse d'une origine hépatique, puisque la lésion du foie se reproduit à peu près identique à elle-même dans tous les cas. En résumé, l'ascite n'entre pas dans le tableau symptomatique que je détaille ici : elle ne s'y montre que rarement, à un degré médiocre ou d'une façon passagère.

Pas plus que l'ascite, le développement anormal des veines sous-cutanées abdominales, si important au point de vue diagnostique dans la cirrhose atrophique, ne mérite ici une longue mention : ce développement anormal manque absolument dans la plus grande partie des observations; c'est à peine si dans quelques-unes il s'est quelque peu accusé dans les derniers temps de la maladie, lorsque se sont produites les modifications ci-dessus signalées de la circulation de la veine porte.

Quant à l'œdème des membres inférieurs, il est tout à fait rare, sauf à la période terminale.

Les fonctions digestives présentent certains caractères qui méritent d'être relevés.

Au début il est assez fréquent d'observer de l'anorexie, des nausées, des vomissements, de la constipation ou de la diarrhée, symptômes qui, joints à l'ictère, s'accorderaient avec l'hypothèse d'un ictère catarrhal si l'hypertrophie déjà très notable du foie n'allait à l'encontre d'un pareil diagnostic. Cet embarras gastrique n'est du reste pas constant, puisque l'ictère ou les douleurs ont été, dans bon nombre de cas, le premier signe qui attirât l'attention du malade et du médecin. Si cet état gastro-intestinal existe, il ne dure en général que peu de temps, laissant derrière lui la jaunisse, l'hypermégalie hépato-splénique qui vont seules représenter toute la maladie. Il est toutefois encore deux symptômes qui, pour négatifs qu'ils soient, ne sont pas moins de la plus haute valeur : je veux parler de la coloration des matières fécales dont j'ai déjà dit un mot et de la conservation de l'appétit. Ce syndrome « paradoxal » dans une affection où l'ictère est installé en permanence, où les lésions du foie et de la rate semblent si profondes, n'est-il pas un des plus étranges phénomènes qu'on puisse voir en clinique ?

Parfois même il existe une véritable boulimie dès le début de la maladie. Chez la malade de M. Jaccoud les troubles digestifs survinrent quelques semaines après l'apparition des paroxysmes, avec l'ictère : ce furent d'abord des alternatives de constipation et de diarrhée, que ne pouvait expliquer aucune modification dans le régime, puis une augmentation considérable de l'appétit qui persista toujours. Cette boulimie fut dès le début extrêmement marquée; la ration de pain, qui durait d'ordinaire deux jours, suffisait à peine pour un seul, et cette femme était obligée de se lever une ou deux fois la nuit pour manger. Cette consommation insolite d'aliments ne lui profitait guère, car c'est à dater de ce moment qu'elle commença à maigrir.

D'ordinaire les choses ne se passent pas ainsi : l'alimentation régulière, même alors qu'il n'y a pas polyphagie, permet au malade de conserver son embonpoint, sa vigueur. Aussi dans l'intervalle des crises peut-il, malgré l'ictère, se livrer à un travail suivi, vaquer à ses occupations. Plus ou moins longtemps suivant les cas, il garde donc ses forces, son entrain, sa bonne humeur.

L'examen de l'urine fournit des données intéressantes et qui cadrent bien avec les premiers renseignements. Chez des malades venus à l'hôpital chercher des soins et dont par conséquent l'état général n'était pas aussi satisfaisant qu'il peut l'être, la quantité d'urine s'élevait journellement à 1 300, 1 500, 1 100 grammes et le taux de l'urée oscillait entre 11 et 24 grammes. Dans un seul cas la quantité moyenne d'urée contenue dans un litre d'urine était considérablement diminuée, puisqu'elle oscillait entre 4 et 9 grammes, la quantité d'acide urique restant normale. Et, qu'on le remarque bien, cette diminution de l'urée ne pouvait s'expliquer par la diminution des aliments ingérés, car l'analyse fut faite dans les périodes où l'état général ait bon et l'appétit satisfaisant.

Je rappellerai, d'autre part, que dans les derniers temps de sa maladie, cet homme présenta des tophus au niveau des articulations des doigts et sur le bord libre des oreilles. En l'absence d'antécédents goutteux et vu la tardive apparition des accidents, on pourrait admettre peut-être une certaine relation entre cette goutte et la lésion chronique du foie. Chez une autre malade atteinte d'ictère chronique de cause indéterminée, sans lithiase biliaire supposable, nous avons fait, M. Bucquoy et moi, la même remarque. L'urée diminua dans l'urine et cette femme finit par avoir de fréquents accès de goutte dans les orteils. Ce sont là des faits que je signale à titre de simple curiosité, puisqu'ils sortent de mon sujet.

Quoi qu'il en soit, il existe une certaine diminution de l'urée, faible en général, susceptible d'augmenter au moment des crises ou à la période terminale.

Le sucre fait défaut ainsi que l'albumine ; et dans les cas où la glycosurie alimentaire a été recherchée, on a constaté également son absence.

L'état de la toxicité urinaire a récemment fait l'objet d'une étude intéressante de M. Surmont[1]. Ajoutant à ses neuf expériences personnelles (5 malades) les quatre expériences de M. Roger (1 malade), M. Surmont arrive à un total de 13 examens dont

---

1. SURMONT. *Recherches sur la toxicité urinaire dans les maladies du foie. Archives de médecine*, février 1892.

voici les résultats. Le coefficient uro-toxique présente des oscillations considérables et peut passer d'un minimum 0.247 à un maximum 1 252 ; il varie aussi chez un même malade d'un jour à l'autre, car on l'a trouvé un jour de 1 102 et le surlendemain de 0.554 ; une autre fois il monta brusquement de 0.271 à 1 254 le lendemain pour retomber le troisième jour à 0.735.

Dans deux cas où les malades se trouvaient dans une période de calme, au repos et réduisaient grâce au régime lacté les produits d'auto-intoxication d'origine alimentaire, l'urine était peu toxique (0.258 à 0.555 ; — 0.595) ; mais elle était toxique chez deux autres malades, dont l'un était à la période ultime de son affection, l'autre au summum d'une poussée d'ictère ; ce dernier avait en outre un appétit exagéré et se trouvait à peine satisfait des quatre portions du régime hospitalier.

La toxicité urinaire est donc variable suivant la période de la maladie, l'appétit du malade, le régime alimentaire. Quant aux variations brusques d'un jour à l'autre, M. Surmont ne sait comment les expliquer.

En résumé, faible diminution de l'urée, faible toxicité de l'urine, faible perte de poids, conservation de l'appétit et conservation relative des forces, tel est le bilan de la nutrition dans cette cirrhose hypertrophique : on s'explique ainsi que le malade puisse, comme cela s'est vu, faire les frais d'une endo-péricardite ou d'un érysipèle.

Dans un cas M. le professeur Jaccoud a constaté que la pointe du cœur était un peu abaissée et portée en dehors. Il n'y avait cependant pas d'hypertrophie. L'auscultation méthodique de l'organe faisait entendre un bruit de souffle systolique rude dans trois foyers, savoir : à la pointe, au foyer de l'orifice pulmonaire, c'est-à-dire au niveau de l'articulation sternale du troisième cartilage costal gauche, enfin au foyer de l'orifice aortique, c'est-à-dire dans la partie la plus interne du deuxième intercostal droit. Comme le malade n'avait jamais souffert du cœur, il n'avait jamais eu d'oppression ni de troubles respiratoires, n'avait subi aucune des maladies qui retentissent sur l'organe central de la circulation, l'hypothèse d'une triple lésion valvulaire (insuffisance mitrale, rétrécissement pulmonaire et rétrécissement aortique) n'était guère vraisemblable. Voici du reste comment M. le professeur Jaccoud[1] interpréta ces souffles multiples :

« En premier lieu, le malade est profondément anémique; le souffle prolongé, presque continu, perçu dans les vaisseaux du cou en fait foi; et c'est déjà là une raison suffisante et satisfaisante des souffles multiples constatés dans la région du cœur. — En second lieu, cet homme est depuis dix-neuf mois sous l'influence d'une imprégnation biliaire très prononcée, et l'on sait que cette condition

---

1. Jaccoud. *Clinique de la Pitié.* 1883-84, p. 45.

même passagère, telle qu'elle est réalisée dans l'ictère simple et transitoire, suffit pour donner lieu à un souffle systolique de la pointe, en raison de l'action des acides biliaires sur le cœur. J'attribue ce souffle que j'ai constaté pour la première fois en 1867 chez un de mes malades de l'hôpital Saint-Antoine, à l'atonie des muscles papillaires gauches, laquelle a pour conséquence l'irrégularité et l'insuffisance de la tension des lames de la valvule mitrale. — En troisième lieu, enfin, l'hypertrophie du foie est tellement considérable, que l'organe remonte dans le thorax au-dessus de ses limites ordinaires, et il est possible que la pression exercée de bas en haut sur le cœur modifie les deux orifices artériels, au point d'y donner lieu à un souffle par un mécanisme analogue à celui du rétrécissement organique; cette interprétation n'est pas une pure hypothèse, puisque la pression invoquée a déplacé le cœur en dehors en le rapprochant notablement de la position transversale. Voilà plus de raisons qu'il n'en faut pour expliquer les souffles multiples de notre malade, sans imaginer des lésions valvulaires complexes dont il n'a d'ailleurs aucun vestige. »

Enfin le pouls, loin d'être ralenti comme dans la plupart des cas d'ictère catarrhal, conserve en général son rythme normal.

Les hémorrhagies, sous forme d'épistaxis, sont assez communes au début ou au cours de la maladie. Chez un malade ces épistaxis se sont répétées pendant deux années consécutives, puis elles ont cessé pour réapparaître dans les derniers moments comme facteur du syndrome hémorrhagique.

Ictère chronique, hypertrophie considérable du foie, quelquefois aussi de la rate, absence habituelle ou faible importance de l'ascite et du développement anormal des veines sous-cutanées abdominales, tel est le syndrome caractéristique de l'affection à la période d'état, qui, comme on le sait, peut durer huit ans et plus. Pendant cette période, l'état général du malade, ai-je dit, peut être aussi bon que possible, et il pourra continuer à vivre de sa vie habituelle, sauf toutefois lors des attaques dont j'ai déjà plusieurs fois parlé. Ce n'est, en effet, qu'à l'occasion de ces épisodes que le malade appelle un médecin ou vient chercher des secours à l'hôpital.

Ces crises, dont la plupart ne semblent avoir qu'une assez mince influence sur l'évolution de la maladie, sont la reproduction à peu près exacte des accidents qui ont ouvert la scène morbide et qui ont été exposés plus haut.

Ce sont des douleurs plus ou moins vives dans l'hypochondre droit, une augmentation de l'ictère, une augmentation du volume du ventre soit par tympanisme ou par ascite passagère, le tout avec fièvre plus ou moins élevée, perte d'appétit, amaigrissement, etc. Le bord inférieur du foie descend d'un à deux travers de doigt pour rester plus tard à ce niveau ou reprendre sensiblement l'ancien. Le tympanisme, l'épanchement péritonéal, les douleurs généralisées à tout l'abdomen qui se produisent souvent, lors de ces crises, indiquent bien qu'en outre des modifications survenues dans l'intimité du parenchyme hépatique, il se fait alors une inflammation péritonéale plus ou moins active. On a pu, du reste, juger à l'autopsie du degré que peut atteindre à la fin ce processus inflammatoire progressif de la séreuse, puisque, en pareil cas, on a trouvé les deux feuillets dans toute leur étendue couverts de néo-membranes les unes molles et récentes, les autres très résistantes et évidemment anciennes. Je rappelle pour mémoire que Frerichs a rencontré une péritonite purulente.

J'ai dit, il y a un instant, que ces épisodes ne semblent souvent influencer que médiocrement la marche des choses ; pour être vrai, je dois ajouter qu'en certains cas la terminaison fatale est survenue lors d'une de ces crises. Il semble alors qu'on va assister à un de ces accidents dont le malade a déjà été victime ; mais bientôt la scène change. La fièvre devient plus vive, les douleurs abdominales et le tympanisme augmentent ; la langue se sèche ; la respiration s'exagère et l'auscultation révèle dans les deux poumons des râles sous-crépitants nombreux, surtout aux bases. L'amaigrissement fait de rapides progrès ; le subdélire survient et le malade finit par succomber au milieu de cet état typhoïde. Le plus souvent ce dernier acte est précédé d'une phase où l'état général du malade s'est modifié insensiblement. L'appétit, les forces ont diminué, et c'est alors qu'a éclaté la crise finale. Cet ensemble se rapproche beaucoup des phénomènes de l'ictère grave à forme ataxo-adynamique.

Dans la majorité des observations, les accidents terminaux offrent moins d'analogie avec les poussées qui se produisent dans le cours de la maladie : on peut dire en un seul mot qu'ils retracent trait pour trait le syndrome clinique désigné sous le nom d'ictère grave. Pendant que la fièvre s'allume, l'ictère devient de plus en plus foncé ; puis surviennent des épistaxis, du saignement des gencives, des hémorrhagies intestinales et stomacales, de la plus grande intensité. En quelques jours le malade est réduit au dernier degré du marasme, il tombe dans le coma et meurt.

On a vu parfois un amaigrissement énorme et rapide (perte de poids de 17 livres en une semaine), une diarrhée profuse, que rien ne pouvait arrêter, être les phénomènes précurseurs de la terminaison fatale.

Dans un autre cas, une hémorrhagie intestinale abondante survenue brusquement en plein état ataxo-adynamique emporta la malade en deux heures.

Tels sont les accidents ultimes de la cirrhose hypertrophique avec ictère chronique. La durée totale de cette maladie varie dans des limites fort étendues ; il est exceptionnel qu'elle ne dépasse pas deux ans et qu'elle se prolonge au delà d'une dizaine d'années : la durée moyenne est de quatre ans. Dans sa thèse, mon interne, Schachmann, rapporte à titre de curiosité clinique l'observation d'un malade âgé de 51 ans qui n'avait que 21 ans lorsque débuta l'ictère. Il n'avait pas encore à cet âge fait d'excès alcooliques. Ce n'était ni un syphilitique ni un paludéen, et jamais il n'avait souffert de douleurs hépatiques. Les symptômes cliniques étaient analogues à ceux de la cirrhose hypertrophique.

II

Étiologie.

Lorsqu'on cherche à rattacher l'affection qui vient d'être décrite aux causes qui ont pu la déterminer, on reconnaît immédiatement qu'il est impossible d'arriver sur ce point à des conclusions définitives.

On s'est demandé tout d'abord si les causes habituelles de la cirrhose, l'alcoolisme, l'impaludisme, la lithiase biliaire, la syphilis, la tuberculose, n'étaient pas capables d'engendrer la cirrhose hypertrophique avec ictère chronique. La syphilis, la tuberculose doivent être immédiatement écartées, car elles déterminent l'une et l'autre des lésions trop spécifiques pour qu'il puisse en être ici question. Je ne m'arrête pas davantage à la

lithiase biliaire; la cirrhose avec ictère qu'elle
occasionne n'a rien à voir avec cette maladie. J'arrive ainsi aux deux derniers agents, l'alcool et la
fièvre palustre, que certains auteurs ont regardés
comme les véritables facteurs étiologiques.

Il est incontestable que certains malades avouent
avoir fait des excès de boisson et que d'autres ont
séjourné dans les pays chauds et y ont contracté la
fièvre intermittente. Au premier abord, on pourrait
voir là une circonstance qui justifie le titre de
cirrhose paludéenne placé par M. Lancereaux en
tête d'une de ses observations. Mais il est facile
de reconnaître que plusieurs de ces malades n'ont
présenté les premiers symptômes de l'affection que
quelques années après leur retour en France, et la
plupart n'avaient été atteints qu'à un assez faible
degré. Bien qu'il résulte des observations de Le-
vacher, Haspel, Cambay, Kelsch, Kiener, etc., que
le foie est fréquemment hypertrophié chez les individus qui habitent dans les climats chauds et
dans les pays marécageux, bien qu'il existe des
observations de cirrhose déterminée par la fièvre
intermittente, on ne me semble pas autorisé à
rattacher étroitement aux conditions qui viennent
d'être signalées la cirrhose hypertrophique avec
ictère. M. Laveran, qui a eu l'obligeance de me
présenter dans son service du Val-de-Grâce un cas
de cette affection, m'a déclaré n'en avoir jamais vu
d'exemple chez les paludéens; je n'ai pas besoin
d'insister sur la valeur de l'affirmation venue d'une

telle autorité en matière d'impaludisme. D'ailleurs cette circonstance de séjour dans les pays chauds et de fièvre intermittente fait défaut dans la plupart des observations.

J'en dirai autant de l'alcoolisme qui semble avoir joué parfois un certain rôle dans la production de la maladie. On ne peut le plus souvent invoquer son influence. Tout au plus est-il légitime d'admettre qu'il concourt au développement de la lésion; mais ce n'est point là une cause univoque, et on n'a nullement le droit de donner à cette forme de sclérose hypertrophique le nom de cirrhose alcoolique. L'examen attentif des malades, les renseignements fournis par la famille m'ont permis, dans la plupart des cas, d'exclure l'alcoolisme et l'impaludisme en toute certitude.

Cette absence d'étiologie précise a été notée par la plupart des observateurs, entre autres par M. le professeur Jaccoud, qui dit en propres termes qu'il n'a trouvé chez son malade, âgé de 27 ans, ni abus d'alcool, ni abus d'épices, nulle trace d'impaludisme, pas de lithiase biliaire.

Aussi bien que la cause première, les causes occasionnelles nous échappent.

Sur 26 cas Schachmann a trouvé 22 hommes et 4 femmes seulement; la prédominance en faveur du sexe masculin est donc très marquée. Il est encore une autre circonstance qui mérite d'être mise en relief : l'âge relativement peu avancé des sujets atteints de cirrhose hypertrophique avec ictère.

C'est de 20 à 50 ans qu'elle se développe le plus fréquemment; il est exceptionnel qu'elle se manifeste après 40 ans.

Cette affection semble en outre affecter de préférence les sujets chétifs, malingres, à développement physique imparfait. Sans doute, il n'en a pas toujours été ainsi; mais quelle importance accorder, quel rôle attribuer à ces stigmates physiques lorsqu'ils existent? Doit-on supposer que la débilité de l'organisme facilite l'action de l'agent infectieux ou toxique, facteur probable de la cirrhose ou bien doit-on mettre l'état constitutionnel et la lésion hépatique sur le même plan et chercher dans les maladies de la première enfance ou dans l'hérédité la cause première de tout le mal?

A ce propos et sans vouloir en tirer de déduction, je rappellerai une curieuse observation du professeur d'Espine. Un nouveau-né ictérique présentant un gros foie et des selles bilieuses mourut 25 jours après la naissance. La rate fut trouvée grosse à l'autopsie et le foie volumineux et plus consistant qu'à l'état normal. Au microscope, on constata une cirrhose avec inflammation des petits conduits biliaires. Il n'existait ni dans les viscères ni dans le sang de la veine ombilicale de microorganismes. Or, les parents n'étaient pas syphilitiques; mais le père était un alcoolique invétéré.

III

Diagnostic.

Cirrhose
commune.

Il est permis de dire que le diagnostic de la sclérose hypertrophique avec ictère sera facile dans le plus grand nombre des cas.

Il est impossible de la confondre avec la cirrhose classique confirmée. D'un côté, ascite considérable; réseau très développé des veines sous-cutanées abdominales; difficulté ou impossibilité de préciser le volume du foie; absence d'ictère ou bien ictère à peine accusé. De l'autre côté, volume véritablement énorme du foie; ictère chronique intense; absence d'ascite, si ce n'est quelquefois à la fin de la maladie et encore dans des proportions relativement minimes; pas de modification des veines sous-cutanées abdominales. En réalité, à chaque signe de la cirrhose atrophique correspond ici un signe diamétralement opposé.

Si par hasard on avait affaire à un de ces cas rares où la cirrhose atrophique se complique de catarrhe des voies biliaires et par conséquent d'un ictère plus ou moins intense, le faible volume du foie, l'ascite, le réseau veineux sous-cutané abdominal lèveraient rapidement tous les doutes. L'embarras pourrait être plus grand, si on examinait pour la première fois un malade atteint de sclérose hypertrophique avec ictère, et déjà arrivé à cette période terminale de la maladie où l'on peut constater une ascite plus ou moins développée et parfois même quelques veines sous-cutanées abdominales un peu plus apparentes qu'à l'état normal. On pourrait croire à l'existence d'une cirrhose ordinaire accompagnée d'ictère. Mais, même alors, on pourra reconnaître l'exagération du volume du foie ; et si, par impossible, cette constatation ne pouvait se faire nettement pour cause d'ascite abondante, les renseignements donnés par le malade permettraient de résoudre aisément le problème.

On saurait que l'ictère date de plusieurs années ; on pourrait même apprendre que le liquide ne s'est produit dans l'abdomen que depuis peu de temps, toutes particularités absolument incompatibles avec l'hypothèse d'une cirrhose atrophique.

Ces mêmes remarques s'appliquent également au diagnostic qu'on pourrait être appelé à formuler, lors d'une de ces exacerbations qui s'accompagnent parfois, comme on l'a vu, d'un épanchement péritonéal. En ces diverses circonstances, la durée de la maladie pourra plus d'une fois servir d'élément précieux de diagnostic. Ainsi, en se plaçant à ce seul point de vue, une maladie qui dure depuis cinq, six ou sept ans, presque à coup sûr, ne sera pas une cirrhose vulgaire.

Cette marche même, mais surtout l'hypertrophie considérable du foie et l'intensité de l'ictère, ne permettent pas d'hésiter longtemps entre les deux affections.

Pour ce qui est du diagnostic avec la période hypertrophique de la cirrhose ordinaire, on n'a pas souvent l'occasion de s'en occuper ; généralement cette période passe à peu près inaperçue. D'ailleurs, en pareil cas, le volume du foie n'atteindra jamais, tant s'en faut, les dimensions qu'il a dans la sclérose hypertrophique, et, de plus, on ne rencontrera point d'ictère intense et continu.

Ce sont les mêmes considérations qui feront rejeter l'hypothèse d'une cirrhose hypertrophique alcoolique, au cas où elle serait accompagnée d'ictère. En outre, il est rare que l'ascite fasse ici défaut.

A l'examen seul du foie on reconnaitra la cirrhose atrophique d'origine biliaire sans compression ni lithiase. Cette affection est, elle aussi, caractérisée par l'hypertrophie de la rate, l'absence d'ascite, la conservation relative des forces et de l'appétit, la coloration intermittente des selles, l'ictère qui peut pendant plusieurs années, quatre ans même, subir des alternatives d'augmentation et de diminution. La ressemblance serait donc frappante si l'hypermégalie du foie ne faisait ici complètement défaut.

L'hypermégalie de la rate et du foie, que certains paludéens présentent à l'état permanent, s'accompagne de symptômes tout différents de ceux de la cirrhose hypertrophique avec ictère chronique. Les troubles digestifs, la perte des forces, la teinte bistrée de la peau, la mélanémie appartiennent en propre à l'impaludisme. A une période plus avancée, l'œdème et l'ascite, la diarrhée, l'albuminurie, les hémorrhagies viennent s'ajouter à la cachexie. La confusion ne pourrait donc avoir lieu, si dans certains cas relativement rares, l'ictère ne survenait d'une manière précoce. Fort heureusement, les manifestations antérieures de la fièvre intermittente et le succès d'une thérapeutique bien dirigée lèveront les difficultés.

Si on est appelé auprès du malade lors d'une de ces poussées qui ont été décrites, on pourra croire qu'il s'agit d'un accès de colique hépatique. A vrai dire, l'hésitation ne sera guère possible que si la maladie en est encore à sa première période, et même alors on pourra repousser en général l'hypothèse d'une colique hépatique sur cette considération, que la crise douloureuse n'aura jamais la violence qu'elle a dans ce dernier cas. On sait, il est vrai, que l'accès de colique hépatique est loin d'être toujours très intense et que même parfois les douleurs sont à peine accusées; en pareil cas, il existera conjointement de l'ictère et même des accès fébriles. Il n'est pas jusqu'à un certain degré de tuméfaction hépatique qui ne puisse s'observer alors. La similitude des deux accidents morbides pourra donc être aussi grande que possible.

Si l'affection est en pleine période d'état, si elle dure déjà depuis plusieurs années, elle présentera avec la lithiase biliaire chronique une certaine analogie. Mais, si les coliques hépatiques peuvent parfois ne se traduire que par des douleurs peu vives et s'irradiant à peine, il est difficile d'admettre que, pendant l'évolution d'une lithiase biliaire qui dure des années, il ne se sera pas produit de temps à autre quelques accès caractéristiques. Ceux-ci manquent absolument ici, je parle, bien entendu, des cas où l'autopsie n'a point révélé la coïncidence de la lithiase biliaire. D'autre part, s'il est établi que la lithiase biliaire chronique peut entraîner un certain degré de tuméfaction hépatique, il sera bien exceptionnel qu'elle atteigne sous cette influence les proportions considérables qu'elle présente généralement dans le premier cas.

Plus d'une fois néanmoins, les caractères de chaque symptôme et l'évolution de la maladie différeront à peine, et il n'est pas impossible que la difficulté ne devienne insurmontable. Dans l'un et l'autre cas, ictère chronique avec accès douloureux et fébriles; hypertrophie du foie; longue durée de la maladie.

Il n'est pas jusqu'à la tuméfaction de la rate qui ne puisse figurer dans le tableau symptomatologique de la lithiase biliaire, comme on peut s'en convaincre par la lecture des diverses observations. C'est encore là, pour le dire en passant, une autre preuve de sympathie qui relie si intimement le foie et la rate. S'il est vrai, comme l'admettent beaucoup de médecins après Wolf, qu'il ne peut exister de colique hépatique sans passage de calculs biliaires dans l'intestin, l'examen minutieux des déjections alvines pourrait plus d'une fois donner la solution du problème. Mais on connaît les difficultés de tous genres d'une telle recherche, et souvent ce moyen de diagnostic n'apportera pas un résultat satisfaisant. Cependant il convient de dire que, dans la majorité des cas, l'hypertrophie considérable du foie et de la rate, l'absence complète, à toutes les périodes, d'une ou plusieurs crises bien nettes de coliques hépatiques et surtout la coloration des selles rendront le diagnostic possible.

Dans un cas de sclérose hypertrophique avec ictère, Cruveilhier pensa qu'il s'agissait d'un abcès du foie. L'erreur s'explique aisément, car à cette époque la cirrhose hypertrophique était à peine connue; elle peut et doit être évitée aujourd'hui. Le plus souvent, les abcès du foie se produisent au milieu de circonstances bien déterminées : la contusion du foie, la dysenterie, etc. On ne les observe que très exceptionnellement dans nos pays; leur durée est assez restreinte, puisque, dans l'ancienne statistique de Rouis, leur durée moyenne est de 110 jours dans les cas terminés par la mort, et de 140 jours dans les cas terminés par la guérison. Dans les cas favorables, le pus finit toujours par trouver une issue et par s'évacuer spontanément soit par les poumons et la plèvre, soit par l'estomac et l'intestin, soit artificiellement par le secours de l'art, à travers la paroi abdominale. La guérison était d'ailleurs relativement rare au temps où écrivait Rouis, puisque sur 205 cas, il en compte 162 qui se terminèrent par la mort. Le plus souvent les phénomènes généraux sont très graves, et, d'autre part, l'ictère est un symptôme assez rare (1/6 des cas, d'après Kelsch et Kiener). Frerichs dit à ce propos : « Habituellement, l'ictère est peu intense et de courte durée ; il commence presque toujours en même temps que la suppuration, rarement il lui est antérieur ou précède de peu la mort. Ainsi donc, pour le diagnostic, l'ictère est sans valeur. » Lorsque la marche de l'abcès sera lente, et si la collection purulente vient s'accuser vers la paroi abdominale et y déterminer le phénomène de la fluctuation, le doute n'existera même pas ; il en sera de même si, dans les cours d'accidents morbides caractérisés par des douleurs dans l'hypochondre droit avec accès fébrile, on constate nettement une évacuation de pus par les bronches ou par l'intestin.

Mais, encore une fois, on n'aura que rarement dans nos climats l'occasion d'observer de tels accidents, et, d'autre part, l'évolution des symptômes dans la sclérose hypertrophique avec ictère est tellement spéciale que, pour peu qu'on soit prévenu, l'erreur n'aura pas lieu.

Lithiase biliaire avec abcès du foie.

On conçoit que la difficulté serait beaucoup plus grande si l'on avait affaire à un cas de lithiase biliaire chronique terminé par un abcès des canaux biliaires. On serait souvent éclairé par des antécédents indiquant la marche ordinaire de la lithiase biliaire et aussi quelquefois par la gravité des symptômes généraux. On peut voir par l'observation[1] suivante jusqu'à quel point les deux affections peuvent se ressembler.

Un journalier de 28 ans, qui avait eu autrefois des fièvres intermittentes, se sentit indisposé au mois d'octobre 1862, perdit l'appétit, éprouva des sensations de pesanteur au niveau de l'estomac, vomit tous les aliments qu'il prenait, même le lait, et cela une heure environ après les avoir ingérés ; en même temps il fut tourmenté par des éructations continuelles, auxquelles se joignaient des flatuosités et une constipation opiniâtre.

Cette indisposition augmenta encore à la fin du mois. Le malade eut de fréquents accès de douleur à la région du foie accompagnés de frissons violents, suivis d'une chaleur intense et de sueurs profuses ; ces accès de fièvre ressemblaient à ceux de la fièvre intermittente, mais se produisaient à des intervalles irréguliers. Il dut garder le lit. Un ictère se manifesta en même temps que le foie augmenta de volume. Quelque temps après, le malade vomit une certaine quantité de sang noir. Vers Noël son état s'améliora ; les vomissements cessèrent complètement, l'ictère persista avec des variations dans son intensité. Le ventre augmenta un peu de volume, tandis que les douleurs du foie et de l'estomac persistaient, mais avec un moindre degré que par le passé.

J. KUSSMAUL. Berliner klinische Wochenscher. 1868.

A la fin de février 1863 l'ictère diminua ; dans le courant de l'été le malade se porta assez bien, supportant les aliments sans la moindre douleur. Vers Noël 1863, il fut pris des douleurs gastralgiques sans vomissements pendant trois semaines.

A la fin de janvier 1864, il fut repris des mêmes accidents qu'en octobre 1862, c'est-à-dire de gastralgie, de vomissements sanguins, de douleurs violentes dans la région du foie, accompagnés de gêne dans la respiration, en même temps que survinrent des accès de fièvre atypique, avec violents frissons se répétant jusqu'à deux fois dans la matinée.

Le troisième jour de cet état, on remarqua l'apparition d'un ictère contre lequel on administra un violent laxatif. Les selles reprirent leur régularité habituelle, le malade fut soumis à une alimentation composée de lait non écrémé, et huit jours après il put quitter le lit, conservant toutefois encore un léger ictère.

Cette amélioration dura quelques jours ; mais des frissons accompagnés de sueurs et de vomissements se manifestèrent en même temps que l'ictère augmenta d'intensité, de sorte que le malade rentra à l'hôpital le 18 février 1864.

Cet homme, autrefois de forte constitution, avait beaucoup maigri ; sa peau était d'un jaune orangé ; il était tourmenté par une démangeaison très intense. Les urines étaient d'un brun jaune foncé, les selles incolores ; le ventre volumineux ou tendu. On constatait par la percussion et la palpation un peu de liquide. L'hypochondre droit était volumineux par suite de l'augmentation des dimensions du foie et la matité s'étendait en haut jusqu'à la cinquième côte sur la ligne mammaire, jusqu'à la sixième sur la ligne axillaire, en bas jusqu'au rebord costal. A la percussion la rate présentait le volume de la main,

Son état général s'améliora peu à peu et la fièvre qui oscillait autour de 38°5 diminua à partir du 22 février et disparut. L'urine devint plus claire, plus abondante, les selles plus colorées. Les douleurs hépatiques et le volume du foie s'étaient amoindris. On examina avec soin les selles pour s'assurer s'il y avait des calculs, mais on ne parvint pas à en découvrir. Bien que l'état du malade se fût sensiblement amélioré au commencement de mars, l'ictère et la tuméfaction du foie ne disparurent pas complètement, et il persista un sentiment de pesanteur dans cette région.

Dans la nuit du 8 au 9 mars, le malade eut un frisson, avec un pouls petit, les lèvres cyanosées. Les douleurs du foie redevinrent intenses, furent accompagnées de nausées, la langue était recouverte d'un enduit épais. Le foie augmenta de volume, descendit à un travers de doigt au-dessous du rebord central. La percussion de la rate donnait une matité de la largeur de la main. L'ictère augmenta beaucoup, l'œdème des membres inférieurs apparut, la fièvre s'alluma si bien que le malade finit par succomber avec des accidents pulmonaires ultimes. A l'autopsie on trouva le foie très volumineux, très pesant, adhérant aux organes voisins, et parsemé de très nombreuses cavités remplies d'un pus coloré par la bile. Il existait en outre quelques calculs dans la vésicule et dans le canal hépatique. La rate mesurait 19 cent. de long.

J'ai rappelé à dessein cette longue observation, car si, au point de vue anatomique, il s'agissait de lésions porto-biliaires manifestes, au point de vue clinique, les différents phénomènes, crises douloureuses avec accès fébriles, ictère, hypermégalie du foie et de la rate, évolution relativement lente, pouvaient donner le change et faire penser aux crises de la cirrhose hypertrophique avec ictère chronique, d'autant plus que le malade n'avait que 28 ans; mais dans cette affection, les crises ne sont ni aussi fréquentes ni aussi douloureuses, les poussées fébriles n'ont pas aussi franchement le caractère des accès de fièvre septique, le foie est plus volumineux, l'état général est meilleur.

J'attache une certaine importance aux complications septiques lentes de la lithiase biliaire, car c'est dans ces cas que l'erreur est peut-être le plus facile à commettre, surtout si l'on a affaire à des individus jeunes.

Syphilis hépatique.

Les mêmes difficultés de diagnostic se rencontrent parfois dans certaines formes de syphilis hépatique. Voici précisément un exemple d'hépatite interstitielle et gommeuse avec hypermégalie hépato-splénique[1] et ictère de longue durée, qui fut prise pour une cirrhose hypertrophique avec ictère chonique.

Une femme de 55 ans vint, en 1877, à l'hôpital de la Pitié pour une affection hépatique qui datait de plusieurs années. En 1875, elle avait eu une jaunisse intense accompagnée de pesanteur dans la région épigastrique, d'un véritable point de côté hépatique. Depuis ce moment elle conserva toujours une teinte ictérique légère. Six mois après le début de la maladie, elle entra à l'hôpital de la Pitié pour de vives douleurs abdominales, ayant leur maximum d'intensité au niveau de l'hypochondre droit et pour une nouvelle poussée d'ictère. Au bout d'un mois elle quitta l'hôpital, presque rétablie.

Pendant deux ans environ, sa santé se maintint tant bien que mal. De temps à autre, elle éprouvait de vives douleurs dans la région du foie, l'ictère devenait un peu plus foncé. Plusieurs fois elle fut prise d'épistaxis peu abondantes de la narine droite, survenant de préférence au moment des époques menstruelles. L'appétit pendant tout ce temps resta fort modéré; la diarrhée alterna avec la constipation.

Enfin, vers le mois de janvier 1877, c'est-à-dire plus de trois ans après l'apparition de la première jaunisse, cette malade fut prise de nouveau de vives douleurs dans l'hypochondre droit (considérées à cette époque comme des coliques hépatiques)

1. Ch. Leroux. *Bulletins de la Soc. anat.*, p. 493, 1885.

et d'une poussée intense d'ictère. Elle entra dans
un service de la Pitié. Elle avait alors un foie
volumineux, mesurant 19 centimètres de hauteur
(ce diamètre atteignit plus tard 22 centimètres);
la rate était également énorme; elle n'avait alors
aucune ascite, aucun œdème. Le diagnostic porté
fut : cirrhose hypertrophique. Elle sortit au bout
de dix semaines à peu près dans le même état, présentant toujours une teinte ictérique assez foncée.
Vers le mois de juin de la même année, enflure
périmalléolaire, puis apparition de l'ascite à développement très rapide, ayant nécessité une ponction.
Depuis plusieurs mois, disparition des règles, peu
d'appétit, alternatives de diarrhée et de constipation.

Voici l'état de la malade, le 21 septembre 1877.
— Amaigrissement considérable de toute la partie
sus-diaphragmatique du corps contrastant avec
l'énorme volume des membres inférieurs œdéma-
tiés et de l'abdomen distendu par une ascite considérable; peau sèche, écailleuse, de coloration
jaune foncé, presque verdâtre à la face, sclérotiques
jaunes.

Les parois abdominales sont œdématiées; la circulation veineuse superficielle est très développée
dans les deux tiers supérieurs de l'abdomen, moins
visible dans le tiers inférieur. En haut, les veines
sous-cutanées communiquent au niveau du ster-
num et des insertions du diaphragme avec les
veines profondes et se gonflent dans les efforts de
toux; une ponction abdominale permet de retirer

quelques litres de sérosité verdâtre. On sent alors facilement le foie qui déborde de quatre travers de doigts le rebord des fausses côtes, occupe la région épigastrique et une partie de l'hypochondre gauche. Il est de consistance dure et paraît lisse à la palpation. La rate est difficilement isolée de la matité hépatique, mais est certainement volumineuse. Il reste après la ponction une assez grande quantité de liquide dans l'abdomen. — La respiration est gênée par le refoulement du diaphragme. Il n'y a ni diarrhée ni vomissements. Les organes thoraciques ne présentent aucun signe particulier. La cachexie est profonde.

En raison de l'augmentation énorme du volume du foie et de la rate, de l'ictère chronique de longue durée, de la marche de la maladie, on croit à l'existence d'une cirrhose hypertrophique. On ne trouve dans les antécédents ni alcoolisme, ni syphilis, ni fièvre intermittente. Les seuls phénomènes qui attirent l'attention sont les douleurs qui auraient à un moment donné été considérées comme des coliques hépatiques. Il n'y a pas d'antécédents arthritiques.

Les jours suivants, la dyspnée augmente causée par l'abondance de l'ascite et par un épanchement pleurétique. On fait à huit jours d'intervalle une ponction thoracique, puis une ponction abdominale. Au niveau de l'orifice de la ponction abdominale un érysipèle se déclare qui emporte le malade en quelques jours.

A l'autopsie, on trouve un foie volumineux pesant 2 kilog. 170 grammes, complètement déformé. Le lobule de Spiegel et le lobe carré n'existent plus. Le lobe droit est réduit à une petite masse globuleuse, du volume des deux poings à peine. Le lobe gauche, au contraire, a considérablement augmenté de volume et constitue à lui seul les quatre cinquièmes du volume total. Ce lobe, complétement entouré d'une capsule fibreuse fort épaisse, témoignant d'une périhépatite de vieille date, offre sur la face inférieure trois grosses nodosités blanchâtres, dures, résistantes, d'apparence fibro-caséeuse, du volume d'une noisette. La vésicule biliaire, ratatinée, contient à peine quelques grammes de mucosités verdâtres. On retrouve avec peine la veine porte, la veine ombilicale et la veine cave étranglée par le tissu fibreux périphérique, fort épais en ce point. Le parenchyme hépatique tout entier est cirrhosé et semé de nodosités gommeuses.

En somme, c'est un type de foie syphilitique : hépatite gommeuse et hépatite interstitielle; d'un côté, rétraction du tissu fibreux et atrophie du lobe droit; de l'autre, production exubérante de tissu fibreux et augmentation de volume du lobe gauche; partout atrophie lente et dégénérescence granulo-graisseuse des cellules du foie, et infiltration de pigment biliaire. Gommes au niveau du hile comprimant ces vaisseaux biliaires et à la période ultime de la veine porte.

« A mon avis, dit M. Ch. Leroux qui rapporte cette observation, c'est surtout au point de vue clinique que ce fait est intéressant. La symptomatologie est analogue à celle de la cirrhose hypertrophique, telle que M. Hanot l'a décrite dans sa thèse : poussées de péri-hépatite douloureuse, ictère chronique avec poussées de temps à autre, épistaxis, etc. Foie volumineux, trouvé lisse à la palpation, rate volumineuse, absence d'ascite. Dans les derniers mois, ascite, circulation collatérale très développé, œdème, adynamie, cachexie lente. »

Le diagnostic, ainsi qu'il est facile d'en juger, présentait donc de très réelles difficultés. Fort heureusement il n'en est pas toujours ainsi. Dans la syphilis hépatique, l'ictère est rare, d'habitude peu marqué et de courte durée (Frerichs), à moins qu'il ne soit dû à une tuméfaction des glandes du hile, comme dans le cas précédent, ou à l'oblitération d'un canal biliaire volumineux par une cicatrice étendue située à la face inférieure du foie. L'ascite peut accompagner l'ictère, si les branches de la veine porte sont comprimées pour une cause quelconque (cicatrice ou adénopathie). De plus, le foie est loin d'être toujours augmenté de volume, 6 fois sur 17 cas, d'après Frerichs, et présente souvent des déformations, des nodosités dures et douloureuses qui mettent sur la voie du diagnostic. On devra toujours scruter avec le plus grand soin les antécédents du malade, chercher du côté de la peau, des os, des viscères, s'il n'existe pas de trace d'une lésion syphilitique éteinte ou en voie d'évolution. En cas de doute, le traitement spécifique ne devra pas être négligé, car il a donné dans plusieurs cas avec la clef du problème une guérison inespérée.

On peut rapprocher de l'observation précédente les cas de gros foie biliaire consécutif à la compression du canal cholédoque par des ganglions lymphatiques volumineux. Il existe un certain nombre d'exemples de ce genre qui furent considérés comme des types de cirrhose hypertrophique avec ictère chronique. Je puis rappeler à ce sujet le fait suivant qui se trouve consigné dans les Bulletins de la Société anatomique[1].

Il s'agit d'un jeune garçon de 14 ans, qui devint jaune subitement sans avoir souffert de douleurs hépatiques, sans avoir présenté des troubles digestifs. Depuis deux ans que son ictère durait, il avait eu quelques saignements de nez, avait perdu ses forces et s'était amaigri, bien qu'il eût conservé un assez bon appétit. Voici dans quel état il se trouvait au moment de son entrée à l'hôpital.

L'enfant, qui depuis ses premières années n'avait pas cessé d'avoir des accidents strumeux, semblait n'avoir qu'une dizaine d'années était absolument cachectique, d'une maigreur extrême. Toute sa peau offrait une coloration jaune, franchement ictérique. Au niveau du cou, les ganglions sous-maxillaires et parotidiens faisaient saillie; quel-

1. AUVERNEY. *Société anatomique.* 1879.

ques-uns avaient le volume d'une grosse noix. Il existait une très notable augmentation de la matité hépatique et splénique; sur la ligne mamelonnaire le foie mesurait 15 centimètres. L'ascite faisait défaut et l'examen des organes thoraciques ne révélait rien d'anormal. Le petit malade ne se plaignait d'aucune douleur, mangeait avec un peu d'appétit sans vomir jamais; mais il avait en général plusieurs selles par jour; il se plaignait surtout d'être excessivement faible. En présence de cet ictère chronique datant de deux ans, on pensa à une cirrhose hypertrophique. Le malade mourut bientôt après son entrée dans le service après avoir présenté des hémorrhagies par diverses voies, épistaxis, gencives saignantes, hématémèses, malena.

L'autopsie prouva qu'on s'était trompé. Le foie était fort volumineux et pesait 2000 grammes. En examinant avec soin le hile, on trouva deux ganglions lymphatiques du volume d'une noix comprimant les voies biliaires. Il existait en outre de l'adénopathie bronchique. Quant au foie, il présentait une cirrhose porto-biliaire avec dilatation des canaux de la bile.

Chez un malade que j'ai observé dans le service du Dr Bucquoy on songea à l'existence d'un cancer du foie. Les douleurs vives perçues dans la région de l'hypochondre droit, l'augmentation du volume du foie et l'irrégularité de sa surface, due comme on l'a vu plus tard à la péri-hépatite concomitante, l'état général mauvais, suggéraient une telle hypothèse. L'ictère même ne s'y opposait pas, car s'il manque dans le cancer massif et s'il est un symptôme tardif dans le cancer nodulaire il peut par exception marquer le début de cette affection, ainsi que le montrent les exemples suivants[1] : Un malade dont l'observation a été communiquée par M. Routier à la Société anatomique[2], après avoir eu une pleurésie à droite dont il guérit complètement, fut pris de douleurs dans le côté droit et d'ictère accompagné de décoloration des matières fécales. Un médecin appelé fit appliquer six sangsues sur l'hypochondre droit. A son entrée à l'hôpital, le malade présentait une teinte ictérique marquée et se plaignait de douleurs dans la région hépatique. Il n'était pas amaigri, et au premier abord, l'on eût pu croire à un ictère simple. Le foie était considérablement hypertrophié. Plus tard, l'ictère diminua, puis disparut et les signes d'une cachexie à marche rapide précédèrent de quelques jours la terminaison fatale.

Un vieillard, dont l'histoire est rapportée par M. Dusaussay, fut atteint brusquement de jaunisse, à la suite d'une émotion morale. Cette jaunisse persista, sans douleur spontanée, sans trouble digestif et s'accompagna bientôt d'affaiblissement

1. HANOT et GILBERT. Études sur les maladies du foie. 1888. p. 90.

2. ROUTIER. Cancer primitif du foie. *Bull. Soc. Anat.* 1876, p. 345.

et d'émaciation. Quand le malade entra à l'hôpital, quatre mois après le début de son affection, l'ictère était très foncé, les matières fécales étaient décolorées, la cachexie était profonde, le foie volumineux et marronné. Ces symptômes persistèrent jusqu'à la mort du malade, qui fut précédée pendant quelques jours d'anorexie et de diarrhée.

Mais là encore le doute n'est possible que dans les premiers temps de la maladie, et le plus souvent en pareil cas, l'état général dans la cirrhose ne sera en rien comparable à la cachexie qu'entraîne rapidement le cancer du foie. Si la maladie en est à une période beaucoup plus avancée, la longue durée de l'affection suffira à elle seule pour faire écarter l'hypothèse d'un cancer. D'autre part, dans la sclérose hypertrophique avec ictère, d'une façon générale, l'ictère sera plus intense, l'hypertrophie de l'organe sera beaucoup plus considérable et *plus lentement progressive*, sa surface antérieure beaucoup moins irrégulière que dans le cancer nodulaire du foie.

J'en dirai autant du cancer secondaire, dont les symptômes ne diffèrent par aucun trait essentiel du précédent et du cancer de la vésicule biliaire.

Quant au cancer massif, il n'a de commun avec la cirrhose hypertrophique avec ictère que l'hypertrophie lisse du foie et l'absence d'ascite. Les troubles digestifs, la cachexie s'accusent dès le début. L'évolution est très rapide et, loin de compter l'ictère parmi ses symptômes, ce cancer s'accompagne ordinairement d'hypocholie ou d'acholie comme en témoigne la décoloration fréquente des selles.

Cancer de la vésicule biliaire. Cancer de la tête du pancréas.

C'est encore en se fondant sur l'évolution rapide des accidents, l'amaigrissement énorme et la cachexie profonde, l'augmentation de volume d'ordinaire peu notable du foie et la dilatation de la vésicule biliaire, la décoloration des selles qu'on évitera de confondre malgré l'ictère l'épithélioma de l'ampoule de Vater ou le cancer de la tête du pancréas avec la cirrhose hypertrophique avec ictère chronique. J'ajoute que le jeune âge des sujets dans cette dernière maladie serait encore un élément précieux de diagnostic si les autres signes n'étaient plus que suffisants pour écarter toute confusion.

Kyste hydatique.

Il n'en est pas de même pour ce qui est des kystes hydatiques du foie.

Si le kyste siège à la partie superficielle de la face antérieure de l'organe, la fluctuation qui pourra être perçue indiquera tout de suite de quelle sorte de lésion il s'agit ; de plus, il n'y aura pas d'ictère, à moins qu'un second kyste ne siège au niveau de la face inférieure. Mais si le kyste s'est développé dans la profondeur de l'organe et assez loin de la face inférieure pour que la fluctuation ne puisse être perçue, s'il est situé de telle façon qu'il comprime un certain nombre de canaux biliaires, produisant ainsi un ictère chronique, il sera facile de se méprendre à un examen superficiel. Là aussi on aura sous les yeux une affection chronique caractérisée par un ictère permanent, une hypertrophie considérable du foie, sans déformation bien nette de sa forme, avec conservation pendant longtemps de la santé. L'erreur a été commise et les médecins les plus distingués ont pratiqué des ponctions capillaires croyant avoir affaire à un kyste hydatique. Le malade d'Ollivier, pour ne citer qu'un exemple, fut ponctionné par Bouley et H. Guillot.

Instruit par un fait du même genre, M. le professeur Jaccoud[1] met en garde contre les voussures limitées et saillantes qui donnent à la palpation la sensation d'une mollesse fluctuante, encore bien qu'elles ne renferment pas de liquide. Voici la description qu'en donne l'éminent clinicien de la Pitié : « Sur la vaste surface de l'organe se détache entre l'appendice xiphoïde et l'ombilic, une protubérance en forme de dôme, qui est assez étendue soit en hauteur, soit en largeur, pour permettre la palpation des deux mains : à ce niveau la surface est lisse et unie comme dans tous les autres points, mais on perçoit une sensation de mollesse plus prononcée qui donne invinciblement l'idée d'une fluctuation véritable. »

La tumeur hydatique alvéolaire, si elle n'était exceptionnelle dans notre pays, pourrait prêter à l'erreur, comme l'indique le passage suivant de la thèse du Dr Carrère : « Cette affection se présente sous

1. Jaccoud. Cliniques de la Pitié 1883-1884. p. 42.

deux physionomies bien différentes. Tantôt c'est l'ictère qui est le phénomène le plus saillant, tantôt ce sont les phénomènes hydropiques. Lorsque c'est l'ictère qui prédomine, la maladie présente les caractères suivants, qui ont été bien indiqués par Friedreich : ictère se développant lentement, sans avoir été précédé de fièvre ni d'autres prodromes bien nets, persistant avec opiniâtreté et arrivant finalement à un haut degré d'intensité; tuméfaction progressive du foie et de la rate avec ou sans ascite. A ces caractères, Niemeyer propose d'ajouter l'état de distension peu considérable de la vésicule biliaire, comme indiquant la perméabilité du canal cholédoque, circonstance qui, d'après lui, se présenterait rarement avec un ictère intense et la décoloration des matières fécales, en dehors de l'hydatide alvéolaire. Ajoutons à cela les résultats fournis par l'examen physique du foie, la longue durée de la maladie avec troubles digestifs peu marqués, la perte graduelle des forces et l'amaigrissement considérable; nous aurons alors un ensemble de symptômes qui nous permettra d'arriver à un certain degré de perméabilité.

Ce qui est certain, c'est qu'on n'aura pour ainsi dire jamais l'occasion de différencier cette affection de la cirrhose hypertrophique avec ictère. Ce diagnostic pourrait être difficile, bien que dans la tumeur hydatique alvéolaire on n'observe pas les poussées aiguës qui ont été décrites plus haut; le foie n'y atteindra généralement pas le volume con-

sidérable qu'il a dans la cirrhose hypertrophique,
et souvent il présentera à sa surface des irrégularités suffisamment caractéristiques.

Dans son intéressante monographie, M. Bucquoy
signale quelques observations d'ulcère rond du
duodénum, où la cicatrisation amena le rétrécissement, puis l'oblitération lente de l'embouchure
du canal cholédoque. Il serait fort embarrassant de
reconnaitre la cause de l'ictère chronique qui en
est la conséquence, si l'on n'avait pour se guider
les antécédents du malade, les crises douloureuses,
les vomissements, les mælena. Mais dans ces cas il
manquera toujours la coloration des selles et surtout l'énorme hypertrophie du foie et de la rate, tous
signes caractéristiques de la cirrhose hypertrophique
avec ictère chronique.

La cirrhose hypertrophique graisseuse alcoolique a une évolution clinique tellement caractéristique qu'elle ne fera pas longtemps hésiter le
diagnostic. En voici les éléments : 1º Symptômes
non douteux d'alcoolisme : crampes, fourmille-
ments, rêves spéciaux, délire, tremblement, pi-
tuite, etc. ; 2º conservation de l'embonpoint malgré
les troubles digestifs pendant toute la première période de la maladie, qui peut durer plusieurs
mois ; 3º hypertrophie régulière du foie qui n'est
pas très considérable d'ordinaire ; 4º ascite rare et
peu abondante ; 5º apparition de l'ictère qui marque en général le début de la deuxième période et
qui est bientôt accompagné d'hémorrhagies et de

troubles nerveux ataxo-adynamiques au milieu desquels le malade succombe. Comme on le voit, cet ensemble symptomatique ne rappelle en rien la cirrhose hypertrophique avec ictère chronique.

L'hépatite tuberculeuse graisseuse hypertrophique, présentant, à peu de chose près, les mêmes signes et la même évolution que l'affection précédente, sera éliminée pour les mêmes raisons. Dans ce cas la tuberculose va de pair avec l'alcoolisme ou le remplace.

Je passe sans m'y arrêter sur l'ictère catarrhal prolongé durant 40, 60 jours et davantage, ictère sur lequel M. le professeur Dieulafoy a appelé l'attention : car ici les selles sont décolorées, et la légère tuméfaction du foie et de la rate qu'on observe n'est en aucune façon comparable à l'hypermégalie hépato-splénique de la cirrhose hypertrophique même à son début.

Il n'est vraiment point nécessaire de parler d'un diagnostic avec la congestion simple du foie ou la cirrhose hypertrophique, fussent-elles accompagnées d'ictère, que peuvent déterminer les altérations chroniques du cœur ou du poumon. En dehors de la filiation des phénomènes, toujours facile à saisir, l'hypertrophie du foie, l'ictère, n'atteindront jamais le degré qu'ils présentent dans la sclérose hypertrophique avec ictère ; et puis, dans les deux cas, l'évolution morbide diffère autant que possible.

J'en dirai autant de l'hypertrophie du foie, sou-

vent assez considérable, qui s'observe dans la leucémie, et qui peut s'accompagner aussi d'ictère,
si les gros canaux biliaires sont comprimés par la
tuméfaction des ganglions lymphatiques qui siè-
gent au niveau du hile. L'aspect clinique, si spé-
cial de la leucémie, l'examen du sang, ne permet-
tront pas l'erreur.

Le diabète sucré produit quelquefois une certaine
tuméfaction du foie; mais, sauf le cas de cirrhose
hypertrophique pigmentaire qui s'accompagne de
mélanémie, de coloration bronzée des téguments
et non d'ictère, jamais cet organe n'atteint, en pareille circonstance, un volume considérable, une
dureté bien accusée; l'ictère fera défaut ou à peu
près, et l'on ne trouvera dans le reste de l'histoire
des deux affections aucun point de contact.

La même remarque s'applique à l'hypertrophie
du foie amyloïde qui constitue, comme on le sait,
une des lésions secondaires les plus fréquentes de
la syphilis, de la tuberculose, des suppurations
osseuses.

L'état général, les conditions cliniques concomi-
tantes suffisent pour éclairer la situation.

Cirrhose hyper
trophique pig
mentaire dans le
diabète sucré.

Foie amyloïde.

IV

Pronostic.

Ici je n'ai qu'un mot à dire. Dans toutes les observations, la maladie s'est toujours terminée par la

mort. Il y a toutefois quelque chose de relativement favorable dans la marche de cette affection, qui peut durer plusieurs années sans altérer profondément la santé. Sous ce rapport, la différence est des plus tranchées avec la cirrhose atrophique, qui, malgré les faits de curabilité indiscutable signalés dans ces dernières années, comporte en général un pronostic grave à brève échéance. Elle se rapproche bien plus du type hypertrophique de la cirrhose alcoolique, qui donne, au point de vue de la guérison, le plus grand nombre de succès. Dans les deux cas, l'intégrité de la cellule est la caractéristique anatomique : c'est ce qui explique la longue durée de la maladie. Mais qu'on soumette les malades au même traitement, suppression de boissons alcooliques, régime lacté, iodure de potassium, quelle différence dans le résultat final ! S'il cesse à temps ses excès, l'alcoolique verra souvent tous les accidents disparaître, il conservera un foie gros, mais pourra longtemps encore vivre de la vie commune. Le malade atteint de cirrhose hypertrophique biliaire, au contraire, finira par s'amaigrir, perdre ses forces et succomber après cinq ans, sept ans ou davantage. Et je passe sur les maladies accidentelles en général mal supportées.

C'est là une preuve de l'effet funeste, quelque lent qu'il soit, exercé par la rétention biliaire sur la cellule hépatique et les éléments intimes de nos tissus; les matières biliaires dont ils sont saturés les rend impropres à défendre l'organisme non seulement contre les auto-intoxications, mais aussi contre les infections et les intoxications étrangères.

D'autre part, en supprimant l'alcool dans le cas de cirrhose hypertrophique alcoolique, on supprime la cause même de l'affection. Tandis qu'en ce qui concerne la cirrhose hypertrophique avec ictère chronique on est réduit de ce côté à l'impuissance, puisqu'on ignore la véritable étiologie de la maladie.

Telles sont, à mon avis, les raisons pour lesquelles ces deux cirrhoses ont une issue si différente après avoir présenté une certaine analogie.

V

Traitement.

Il est impossible de donner des indications bien précises.

Les révulsifs, les cautères à la pâte de Vienne, appliqués sur la région de l'hypochondre droit m'ont paru, en cas de poussée péritonitique, avoir une heureuse influence. Ils diminuaient la douleur et semblaient abréger la durée et amoindrir l'intensité des crises. On pourrait alterner les cautères avec les applications d'onguent mercuriel sur la région hépatique, que l'on recouvrira de cataplasmes chauds.

Les purgatifs salins ou drastiques seront employés en temps opportun soit pour combattre la constipation, soit pour produire une action dérivative peut-être utile sur la muqueuse intestinale.

Le bicarbonate de soude sera donné par intervalles, à condition de surveiller ses effets.

Quant à l'iodure de sodium, son usage devra être continué longtemps à faible dose; toutefois il ne faut pas se faire grande illusion sur son efficacité en pareil cas.

On aura soin de supprimer les boissons alcooliques, d'entretenir l'activité des fonctions digestives et de soumettre le malade au régime lacté partiel ou intégral, suivant les circonstances.

Je n'ai pas besoin d'insister sur les avantages du lait comme aliment et comme diurétique: j'ajoute qu'en réduisant au minimum les fermentations et les putréfactions intestinales, qu'en diminuant la toxicité urinaire, il rend encore les plus précieux services.

C'est pour agir dans le même sens qu'on aura recours aux antiseptiques intestinaux : salol, salicylate de bismuth et de naphtol, calomel. Le calomel, qui agit en outre comme hydragogue, sera prescrit à la dose de 2 à 5 centigrammes pendant plusieurs mois, avec des temps de repos.

Dans un travail récent, le professeur Sacharjin [1] (de Moscou) vante les bons effets du calomel dans le traitement de la cirrhose hypertrophique. Un homme de 25 ans, qui avait bu pendant quatre ans force bouteilles de madère, vint le consulter. Il avait, sur les conseils d'un autre médecin, cessé depuis peu ses mauvaises habitudes et pris sans succès de l'eau de Carlsbad naturelle chauffée et de la digitale. Sacharjin lui prescrivit au début six prises de calomel d'un grain chaque fois; plus tard il diminua la dose quotidienne et finit par lui donner le calomel à de longs intervalles. Au bout de dix mois tous les phénomènes avaient disparu et le malade, qui s'était soumis à une hygiène alimentaire sévère et qui avait fait entre temps une saison à Ems, put être considéré comme guéri.

C'est sur cette donnée consolante que je termine ce court chapitre consacré au traitement. Toutefois, je ferai remarquer qu'il s'agit, dans le cas du prfoesseur Sacharjin, non de cirrhose hypertrophique, mais de cirrhose alcoolique hypertrophique, accompagnée d'ictère et d'ascite. La curabilité des accidents occasionnés par cette cirrhose ne fait de doute pour personne en France ; elle a été obtenue par de nombreux médecins grâce à la simple suppression de l'alcool et à l'usage prolongé du lait.

1. SACHARJIN. Das Calomel bei der Behandlung der hypertrophischen Lebercirrhose und in der internen Therapie in Allgemeinen. (*Zeitschrift f. Kl. Med. Berlin.* 1885. p. 501-521.)

CHAPITRE IV

ANATOMIE PATHOLOGIQUE ET PATHOGÉNIE

I

Étude macroscopique.

C'est à l'augmentation constante du volume du foie que cette cirrhose doit le nom d'hypertrophique. Quelle que soit en effet l'époque de la maladie à laquelle le malade ait succombé, le foie a toujours été trouvé notablement hypertrophié. Dans une de mes observations, la mort survint au bout de quinze mois; dans une autre, au bout de neuf ans; dans un cas comme dans l'autre, le poids et le volume du foie dépassaient notablement la normale. Le poids minimum que j'ai trouvé est de 2 200 grammes, et le poids maximum de 4 kilogrammes. Si l'on rapproche ces chiffres du poids moyen des foies normaux qui est de 1 450 grammes d'après Sappey, on voit que la différence est considérable.

L'hypertrophie du foie est générale, c'est-à-dire qu'elle intéresse tout l'organe, ce qui explique la

conservation de sa forme ordinaire ; le bord antérieur reste tranchant, et n'offre pas les irrégularités
du foie atrophié.

Cependant il arrive qu'un lobe paraît plus hypertrophié que l'autre, et l'on a des exemples où le lobe
gauche semblait plus hypertrophié que le droit.
Hâtons-nous d'ajouter que l'examen microscopique
montre qu'il ne s'agit pas là d'une localisation partielle de la cirrhose, tout le viscère est pris.

L'aspect extérieur du foie est variable ; sa surface convexe est le plus souvent couverte de fausses
membranes plus ou moins épaisses qui en cachent
la couleur et l'aspect réels. On a dit que la surface
du foie était toujours lisse, et l'on a même expliqué
ce fait par la disposition insulaire du tissu conjonctif hyperplasié. Si la surface du foie hypertrophié
ne présente ordinairement pas de granulations et
des mamelons du volume de ceux qu'on voit sur
un foie atteint de cirrhose vulgaire, elle n'est
cependant pas généralement tout à fait lisse ; elle
est semée de granulations plus ou moins petites
qui lui donnent souvent un aspect chagriné, et
dans l'observation citée plus haut on peut se convaincre que la surface du foie était même hérissée
de mamelons assez volumineux qui semblaient de
petits kystes. Ces granulations sont de couleur
variable, tantôt jaunâtres, tantôt brunes ou verdâtres, et parfois même d'un vert très foncé. A côté
de ces foies, que la bile ne paraît imprégner que
partiellement, on en voit qui sont complètement

teints par elle, présentant une coloration vert olive ou vert épinard.

Lorsqu'on palpe ces foies, à l'autopsie, on constate que leur consistance est accrue, qu'on ne peut pas les pénétrer avec le doigt ; ils sont durs et élastiques, et ils opposent une certaine résistance à la coupe.

La coupe d'un pareil foie présente tantôt une coloration verte uniforme, tantôt l'aspect d'une mosaïque. De larges bandes grises de tissu conjonctif la parcourent dans tous les sens, renfermant dans leurs mailles des lobules jaunâtres ou verdâtres qui ne font pas saillie. De cette coupe s'écoulent du sang et de la bile ; les gros vaisseaux et canaux biliaires paraissent normaux. L'examen chimique montre l'absence de dégénérescence amyloïde.

Dans le hile, les vaisseaux et les gros canaux biliaires n'offrent rien d'anormal : pas d'obstacle à la circulation vasculaire ; aucune obstruction à l'écoulement biliaire. Les ganglions du hile ne sont ordinairement pas tuméfiés. Dans les quelques observations où il est fait mention d'une notable tuméfaction des ganglions, il était impossible d'admettre une compression des gros conduits biliaires.

La vésicule biliaire ne présente aucune lésion : elle renferme une quantité plus ou moins grande de bile, mais jamais de calculs ou de concrétions. Au niveau du pancréas et de l'ampoule de Vater, on ne note pas non plus d'obstacle au flux biliaire.

Dans la majorité des cas, la rate est hypertrophiée et sa capsule plus ou moins épaissie. La périsplénite, comme la périhépatite, est le plus souvent très intense, et l'on peut trouver sur la surface de l'organe des plaques cartilagineuses assez étendues. Le tissu est de consistance variable, tantôt assez résistant, tantôt très ramolli, diffluent. La coloration varie du rouge vif au rouge violacé. Enfin, le poids de l'organe a atteint, chez quelques sujets, 950 grammes et même 1500 grammes.

Les lésions du péritoine s'observent presque toujours et ont une grande importance.

Dans le plus grand nombre des cas, le péritoine périhépatique est le siège d'une inflammation chronique plus ou moins accusée. Il existe des adhérences entre la face convexe du foie et le diaphragme et aussi la paroi antérieure de l'abdomen. Ces adhérences existent également entre la face inférieure et l'estomac, l'intestin, etc. Parfois les fausses membranes situées sur la face supérieure du foie et autour de la rate forment des plaques qui ont jusqu'à 6 millimètres d'épaisseur, d'aspect et de consistance cartilagineux.

Le plus souvent la péritonite ne reste pas confinée à cette partie supérieure de l'abdomen. Elle peut s'étendre plus ou moins loin et avec plus ou moins d'intensité sur le feuillet viscéral qui recouvre la masse intestinale. J'ai vu tous les organes contenus dans l'abdomen, comme la masse abdominale tout entière, littéralement enveloppés par des néo-membranes, les unes anciennes, les autres de récente formation. Ces vaisseaux, sous l'influence de l'état général, avaient fini par se rompre, infiltrant d'hématies les fausses membranes et remplissant de caillots noirâtres le sac péritonéal. La péritonite s'était même propagée au sac d'une hernie inguinale droite, rempli lui-même de caillots noirâtres.

Dans les cas moins accusés et lorsque le malade a succombé lors d'une de ces poussées aiguës qui seront décrites plus loin, on trouve le feuillet viscéral du péritoine recouvert d'une couche généralement assez mince de fausses membranes mollasses réduites parfois à une sorte de granité fibrineux; sur les anses intestinales se dessinent des arborisations capillaires plus accusées qu'à l'état normal.

Le sac péritonéal contient alors une quantité variable, généralement assez peu abondante, d'un liquide séreux plus ou moins trouble.

Dans une observation de Frerichs l'inflammation péritonéale avait même été jusqu'à la suppuration. « La cavité abdominale ouverte laisse écouler une quantité notable d'un liquide trouble filant et d'un jaune intense; dans le petit bassin, on trouve une couche épaisse d'un sédiment fibrino-purulent. »

J'ajoute qu'il n'existe point de lésions notables de la muqueuse gastro-intestinale, ni d'inflammation de la muqueuse tapissant l'ampoule de Vater.

On verra plus tard pourquoi il importe de bien établir ce dernier point.

Les autres lésions qui peuvent encore être rencontrées, n'ont plus qu'une valeur très secondaire et il est à peu près inutile de s'y arrêter.

II

Étude microscopique.

Aspect général.

A un faible grossissement, sur des coupes fines bien colorées avec le picro-carmin et provenant de diverses parties du foie cirrhotique, apparaît la lésion systématiquement répandue dans toute l'étendue de l'organe. Partout le tissu conjonctif, disposé en bandes de largeur variable, sillonne le parenchyme, et sa coloration rouge intense tranche sur celle des lobules qui sont compris dans ses larges mailles. Les lobules jaunes ou verdâtres sont séparés les uns des autres par des espaces conjonctifs plus ou moins étendus. Ils forment comme des îlots de dimensions variables au milieu de l'abondante trame conjonctive; ils sont isolés ou réunis par groupes de deux au plus. Leur forme est aussi variable que leurs dimensions : ils se présentent tantôt avec la configuration normale, tantôt ils sont réduits à de petits îlots arrondis, allongés, déchiquetés. En examinant plus en détail cette disposition, il est facile de constater que c'est dans les

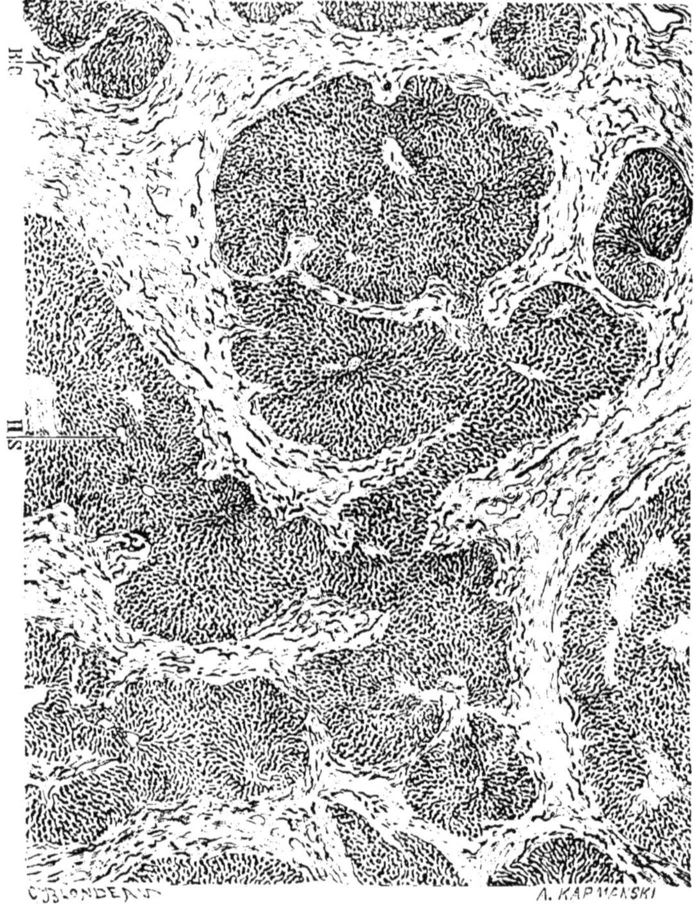

Topographie de la cirrhose hypertrophique avec ictère chronique.
H S — Veine sus-hépatique.
B C — Néo-canalicules biliaires sillonnant le tissu fibreux.

espaces portes que le tissu conjonctif forme sur-

tout de larges ilots de forme irrégulière donnant
issue, par leurs extrémités, à des prolongements
qui vont s'insinuer entre les lobules et les séparer.

Les bandes conjonctives qui partent de ces ilots
portes se répartissent sur toute l'étendue hépatique,
s'anastomosant entre elles et formant de larges
mailles au milieu desquelles se trouvent compris
les lobules. Chaque lobule ou chaque groupe lobulaire peut ainsi être entouré d'un cercle de tissu
conjonctif sans être pénétré par celui-ci. C'est là un
fait que j'ai signalé autrefois et sur lequel Ackermann insiste également. Mais le plus souvent les
lobules entourés par le tissu conjonctif sont en
même temps envahis par lui. On voit se détacher
du cercle périphérique un ou plusieurs rameaux
conjonctifs, ordinairement un peu larges à leur
base, qui se frayent un chemin entre les travées
cellulaires en s'amincissant, et s'arrêtent à une distance plus ou moins rapprochée du centre lobulaire. Souvent plusieurs ramifications conjonctives
s'avançant en divers sens s'anastomosent entre elles
et fragmentent ainsi un lobule ou un groupe lobulaire. Il en résulte une complète déformation du
lobule, qui parait ébréché, allongé, prend la forme
d'un rein, etc.

Examinons maintenant de plus près chacun des
éléments principaux du foie cirrhosé : le stroma
conjonctivo-vasculaire, les canaux biliaires, la cellule hépatique.

Stroma conjonctivo-vasculaire.

Le tissu conjonctif hyperplasié est formé en dehors des lobules de gros faisceaux de fibrilles bien colorées par le carmin, allongées et anastomosées entre elles. Par place ces fibrilles sont interrompues ou couvertes par des amas plus ou moins considérables de petites cellules embryonnaires, rondes, vivement colorées, brillantes. Souvent, c'est surtout dans le voisinage des lobules que ces amas nucléaires sont en plus grande abondance; mais on les trouve également et irrégulièrement disséminés dans les espaces portes. Ici, je les ai souvent observés, surtout autour des canalicules biliaires, qui leur constituent comme des centres de formation. Dans leur trajet interlobulaire les faisceaux fibrillaires s'ouvrent de place en place, circonscrivant une petite fente lymphatique. Ce tissu parait plus ancien dans les espaces portes où les faisceaux ont leur maximum d'épaisseur, où la transformation fibrillaire est presque complète.

La prolifération conjonctive est particulièrement marquée autour des canaux biliaires; elle leur forme un véritable anneau fibreux. Mais tous les auteurs n'acceptent pas ce fait comme entièrement prouvé. Ackermann, surtout, le seul des médecins allemands qui ait publié une observation authentique de cirrhose hypertrophique avec ictère chronique, complétée par un examen microscopique très soigné, n'a pas pu distinguer si les canalicules biliaires étaient entourés d'une couche plus épaisse que les veines portes.

Cet auteur a constaté, par contre, qu'une injection de bleu de Prusse poussée dans le tronc de la veine porte pénétrait dans les branches interlobulaires et de là directement dans les veines sus-hépatiques. Les communications entre les deux systèmes veineux ne sont donc aucunement interrompues dans la cirrhose hypertrophique. Les veines portes gardent leur aspect normal.

Les artéres hépatiques ne sont guère modifiées, et quant aux vaisseaux lymphatiques qui se présentent sous forme de petites fentes au milieu du tissu conjonctif, ils n'ont pas non plus à nous arrêter.

Jusqu'ici j'ai examiné le tissu conjonctif interlobulaire et les vaisseaux qu'il renferme ; il me faut maintenant étudier comment la sclérose se comporte à l'intérieur des lobules hépatiques.

De la masse de tissu conjonctif qui forme comme un gros ilot dans chaque espace porte, se détachent des bandes plus ou moins épaisses qui vont s'intercaler dans les fissures qui séparent les lobules les uns des autres ou un groupe lobulaire d'un autre. Ces bandes qui entourent les lobules envoient souvent un, deux ou plusieurs prolongements dans leur intérieur. Il en résulte que les lobules, tantôt complétement cerclés, tantôt ébréchés, tantôt sillonnés en tous sens, se déforment selon la disposition du tissu conjonctif voisin. Celui-ci ne parait pas suivre une route systématique : on peut dire qu'il est hyperplasié d'une manière diffuse, qu'il entoure un ou plusieurs lobules à la fois, et que, s'il est souvent intra ou extralobulaire, il reste en général limité strictement à la périphérie du lobule.

Les prolongements sont très diversement disposés dans l'intérieur des lobules : ils *s'arrêtent le plus souvent en se renflant* avant d'atteindre la veine centrale; d'autrefois ces prolongements se recourbent, vont s'anastomoser avec un prolongement voisin et délimitent ainsi un fragment de lobule. C'est par ce mécanisme que doit s'expliquer, à mon avis, l'absence fréquente de la veine centrale au milieu des lobules et la présence de cette veine à leur périphérie. *Les lobules sans veine centrale ne sont autres que des fragments lobulaires agglomérés.*

Les prolongements sont ordinairement peu épais et renferment souvent un capillaire de chaque ordre, biliaire et sanguin. Leur structure est celle du tissu conjonctif des espaces portes : ce tissu paraît seulement plus riche en cellules embryonnaires.

Canaux biliaires et néo-canalicules biliaires.

Quoi qu'en dise Ackermann, les canalicules biliaires des espaces portes appellent l'attention par l'épaisseur de l'anneau fibreux qui entoure leur paroi et par la coloration vive de leur épithélium.

Les grosses cellules cylindriques qui les tapissent sont pourvues d'un noyau bien visible et très

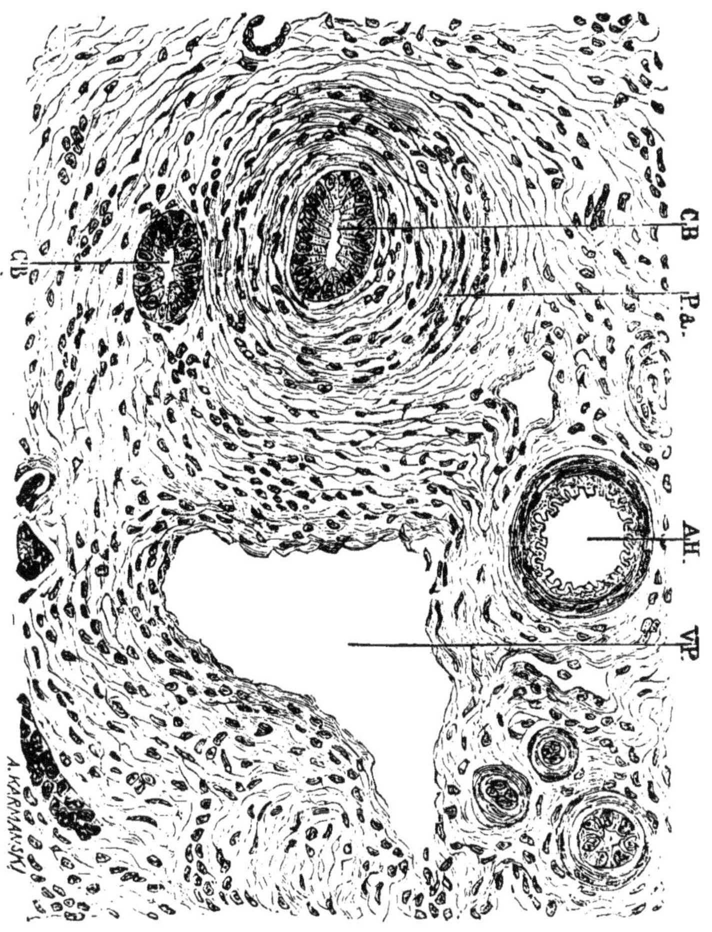

A H — Artère hépatique. — V P — Veine porte.
C B — Canal biliaire. — P — Manchon fibreux.

vivement teintées par le carmin. Elles ne laissent

souvent entre elles qu'une étroite lumière, mais elles
arrivent parfois à combler complètement le calibre

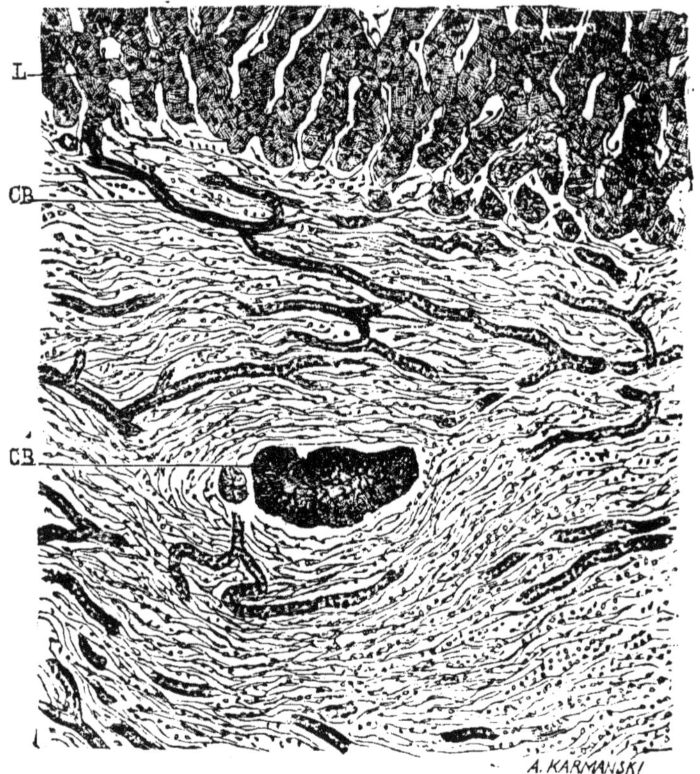

C B — Canal biliaire et néo-canalicules biliaires.
L — Trabécules hépatiques.

du canalicule. Sur certaines coupes, mais assez
rarement, des accumulations pigmentaires obstruent
la lumière canaliculaire.

En dehors de ces canalicules de volume relativement considérable, le tissu conjonctif hyperplasié
est parcouru dans toute son étendue par un grand
nombre de fins canalicules allongés, bien colorés
par le carmin. Ces canalicules se ramifient, se
dichotomisent, s'anastomosent entre eux, formant
des mailles plus ou moins larges, et s'il est difficile
de déterminer d'où ils émanent, on peut voir néanmoins qu'ils aboutissent souvent, sur la périphérie
des lobules hépatiques, aux espaces qui séparent
les travées cellulaires. Dès 1875 on les a décrits se
perdant en capillaires très ténus au sein de la zone
fibrillaire, qui empiète sur le lobule. Leurs dimensions varient de 5 μ à 10 μ; ils sont formés d'une
mince paroi tapissée par un épithélium aplati sur
les plus petits capillaires, par un épithélium cubique sur les canalicules plus volumineux.

Les cellules qui composent ces canalicules sont
tellement rapprochées qu'on a de la peine à distinguer un espace libre entre elles. Cependant, sur des
coupes transversales, on aperçoit un petit orifice
circonscrit par 3 ou 4 cellules cubiques, et parfois
sur les coupes longitudinales des amas pigmentés
qui écartent les cellules et démontrent l'existence
d'une lumière. Il ne s'agit donc pas là de pseudo-
canalicules.

Les derniers canalicules que je viens de décrire
occupent une place importante dans l'histoire de
la cirrhose hypertrophique. Depuis la remarquable
description qu'en a faite le professeur Cornil, ils

ont été considérés tour à tour comme constituant son principal caractère anatomique et comme un élément tout à fait distinct.

C'est en 1874 que M. Cornil publia son premier travail sur ce sujet dans les Archives de physiologie; il montra que si l'on rencontre ces canalicules dans toutes les cirrhoses, c'est particulièrement dans la cirrhose hypertrophique qu'on les trouve en grande abondance. En 1875, à propos d'une présentation du Dr Martineau à la Société des hôpitaux (séance du 25 juin), M. Cornil confirme de nouveau l'importance qu'il accorde à la présence de ces canalicules dans la cirrhose hypertrophique : « Cette lésion, dit-il, consiste dans un développement considérable du réseau des canalicules biliaires interlobulaires », et il reprend leur description en entier.

Bientôt après MM. Charcot et Gombault se rallient à cette idée et admettent également la prolifération des canalicules biliaires interlobulaires comme un des caractères anatomiques les plus importants de la cirrhose hypertrophique. Cependant, comme on le sait, M. Cornil a observé cette prolifération dans d'autres cirrhoses. On l'a rencontrée du reste dans les maladies hépatiques les plus diverses : ainsi Wagner[1], Winiwarter[2], Liebermeister[3], Acker-

---

1. WAGNER. *Arch. d. Heilk.*, 1862. S. 459.
2. WINIWARTER. *Wiener med. Jahrb.*, 1870. S. 256.
3. LIEBERMEISTER. *Loco citato.* S. 58.

mann[1], Litten[2], Brieger[3], A. Thierfelder[4], Kiener et Kelsch[5], Morin[6], Friedlander[7], Simmonds[8], Chrzonsczewsky[9], ont montré cette multiplication de canalicules biliaires dans tous les processus hépatiques interstitiels; Zenker[10], Waldeyer[11], Cornil[12], dans l'atrophie jaune aiguë et dans la dégénérescence phosphorée du foie. Mangelsdorf[13] dit avoir noté cette prolifération canaliculaire dans toutes les cirrhoses alcooliques qu'il a pu examiner, dans la cirrhose syphilitique, dans la cirrhose qui accompagne la péritonite tuberculeuse et dans l'atrophie hépatique par compression. J'ajouterai que, sur un grand nombre de préparations de cirrhose vulgaire, j'ai rencontré aussi ces canalicules en assez grand nombre au milieu du tissu conjonctif hyperplasié; toutefois il m'a paru qu'ils y étaient moins nombreux que dans la cirrhose hypertrophique. A ces observations pathologiques s'ajoute

1. Ackermann. *Virchow's Archiv.*, 1880. S. 455.
2. Litten. *Charité Annalen*, 1878. S. 12.
3. Brieger. *Virchow's Archiv.*, 1879. S. 88.
4. Thierfelder. *Atlas de pathol. histolog.*, fasc. 5.
5. Kiener et Kelsch. *Archives de physiologie*, 1876, p. 622 et 771.
6. Morin. *Dissert. Lausanne*, 1876.
7. Friedlander. *Ueber Epithelwucherung u. Krebs. Strasbourg*, 1877. S. 46.
8. Simmonds. *Deutsch. Arch. f. klin. Med*. 1880. S. 25.
9. Chrzonsczewsky. *Virchow's Archiv.*, 1882. S. 551.
10. Zenker. *Deutsch. Arch. f. kl. Med*. 1872. S. 166.
11. Waldeyer. *Virchow's Archiv.*, 1882, p. 561.
12. Cornil. *Arch. de phys.*, 1872. p. 402.
13. Mangelsdorf. *Deutsch. Arch. f. kl. Med.*, 1882. p. 561.

une donnée expérimentale fort intéressante fournie par le Dr Neisser de Leipzig. En injectant une goutte d'une solution phéniquée dans le parenchyme hépatique il y donne lieu à des foyers d'inflammation aseptiques; or, les canalicules biliaires étaient toujours nombreux dans ces foyers inflammatoires et dans le tissu environnant.

Reste à élucider la question de la provenance de ces canalicules. S'agit-il là de canicules de nouvelle formation ou seulement de canalicules préexistant mis en évidence par l'inflammation des tissus voisins?

Sur un foie normal, les canalicules font défaut. Lorsque M. Cornil les eut découverts dans un foie atteint d'atrophie jaune aiguë et ensuite dans les diverses cirrhoses, il émit l'hypothèse qu'il s'agissait tout simplement de canaux normaux rendus visibles par l'atrophie des parties qui les entourent. On peut faire cette supposition, ajoute l'éminent anatomo-pathologiste, tant qu'on ne connaîtra pas plus exactement leur structure à l'état normal chez l'homme. On peut supposer aussi que les canaux préexistants, n'étant plus maintenus par les parties voisines et siégeant au commencement de la cirrhose dans un tissu embryonnaire, se laissent distendre et, plus tard, sont tapissés par une extension de l'épithélium qui existe normalement dans les canaux extraiobulaires avec lesquels ils communiquent.

En somme, suivant le professeur Cornil, des

canalicules trop fins pour être distingués à l'état normal sont mis en évidence soit par le travail irritatif qui s'opère dans l'organe malade, soit par la disparition des cellules hépatiques entre lesquelles ils se trouvent et qui les cachaient. Mais il restait un point obscur dans cette explication; car, à l'état normal, les canalicules extralobulaires sont tapissés par un épithélium cubique, tandis que les canalicules intralobulaires sont réduits à l'état de petites fentes comme on disait alors. Pour expliquer la transformation subie par ces derniers dans les cas pathologiques, M. Cornil pense donc que l'épithélium normal des canalicules extralobulaires se propage aux canalicules intralobulaires avec lesquels ils sont en communication directe.

MM. Charcot et Ranvier, ayant examiné les préparations de M. Cornil, se demandèrent un instant si ces canaux ne dérivaient pas de bourgeonnements des canaux intralobulaires produits sous l'influence de l'inflammation chronique. Si cette hypothèse paraît plausible lorsque le travail anatomique évolue lentement, il est difficile de l'admettre pour les cas, comme l'atrophie jaune aiguë, dont l'évolution est trop rapide pour que les bourgeons de cette nature aient le temps de se développer.

L'hypothèse première de M. Cornil paraissait donc expliquer au mieux la genèse de ces canalicules, lorsque MM. Charcot et Gombault firent, en 1876, leurs expériences restées classiques de la ligature du canal cholédoque. Au milieu des différentes altérations qui se produisirent et qu'il est inutile de rappeler ici, ils observèrent à leur tour un riche réseau canaliculaire à épithélium cubique, et, sur certains endroits, à la périphérie des lobules, ils purent saisir : 1º une continuation directe d'une travée cellulaire avec un canalicule, continuation habituellement brusque et parfois graduelle, la cellule hépatique s'atrophiant progressivement jusqu'à prendre l'aspect d'une cellule épithéliale biliaire; 2º un abouchement d'un de ces canalicules extra-lobulaires avec un canalicule intralobulaire; tous ces canalicules ayant d'ailleurs un épithélium cubique. Rapprochant alors ces faits de quelques autres, comme l'absence des canalicules dans les espaces portes à côté des gros canaux biliaires, leur calibre inférieur, les mailles anastomotiques qu'ils forment, MM. Charcot et Gombault pensèrent que l'état flexueux des canaux préexistants ne pouvait entrer dans la production du phénomène que comme élément accessoire, et admirent que ces canalicules proviennent d'une transformation des canalicules intralobulaires, rejetant ainsi l'origine par bourgeonnement.

Quant à la provenance de l'épithélium qui tapisse ces canalicules de nouvelle formation, ils hésitaient entre deux mécanismes : ou bien l'irritation formative des canalicules pourvus d'épithélium se propageant de proche en proche jusqu'à ceux qui en sont dépourvus, ou bien la transformation sur place de la cellule hépatique elle-même.

Cette dernière hypothèse fit rapidement son chemin ; et ce qui n'était encore qu'admissible pour MM. Charcot et Gombault ne tarda pas à être proclamé fait indéniable par deux observateurs des plus distingués, MM. Kiener et Kelsch, qui, l'année suivante, publièrent dans les *Archives de Physiologie* une note sur la néoformation de canalicules biliaires dans l'hépatite. Ils avaient étudié les canalicules biliaires de nouvelle formation dans six cas d'inflammation interstitielle du foie associée à diverses altérations du parenchyme, adénome, hypertrophie nodulaire, inflammation diffuse.

Le titre, comme on le voit, signale d'ores et déjà ces canalicules comme des éléments de nouvelle formation ; la principale préoccupation des auteurs est d'expliquer leur développement. Sur plusieurs de leurs préparations, que Kiener a dessinées, on voit dans les lobules envahis par le tissu conjonctif les travées cellulaires remplacées par des colonnettes qui ne sont autres que des canalicules biliaires, et, à un fort grossissement, on les voit se continuant à plein canal avec les tronçons des trabécules hépatiques épargnés par la cirrhose. La transformation des cellules hépatiques en cellules biliaires est progressive, et serait préparée, toujours suivant Kiener et Kelsch, par la prolifération des cellules hépatiques accompagnée de l'atrophie de leur protoplasme. Quoi qu'il en soit de cette explication pathogénique, il faut retenir le fait de la démonstration directe en certains cas de la transformation des travées hépatiques en canalicules biliaires; c'est une sorte de réhabilitation de l'opinion de Klebs, pour qui les canalicules ne sont formées que d'anciennes cellules hépatiques altérées. L'opinion de Kiener et Kelsch fut bientôt adoptée par M. Charcot dans un savant mémoire. Brieger l'accepta volontiers en ce qui concerne l'hépatite interstitielle, admettant d'ailleurs que ces canalicules reconnaissent des modes de développement variables suivant les affections hépatiques où on les trouve.

Pour le dire en passant, l'élément sécréteur du foie, transformé ainsi en canalicule excréteur, rapproche le trabécule hépatique de la forme qu'il revêt chez certains vertébrés inférieurs : il est vrai que cette ressemblance n'est obtenue chez l'homme que sous l'influence de troubles pathologiques graves et que « l'inflammation, comme un réactif physiologique, parait mettre en évidence l'élément tubulé constitutif de la glande méconnaissable à l'état normal. » Kiener et Kelsch, *loc. cit.* p. 792.

Telle n'est cependant pas l'opinion d'Ackermann[1] qui, dans son mémoire sur l'histogénèse et l'histologie de la cirrhose hépatique, refait une étude complète des néocanalicules biliaires. Voici le résumé de ses recherches : 1° Il est impossible d'injecter les canalicules par l'artère, même si la pression est forte au point de produire des extrava-

1. ACKERMANN. *Die Histogenese und Histologie der Lebercirrhose. Virchow's Archiv.*, 1889. S. 216.

sations; par contre, on peut les injecter par le canal
cholédoque : ce sont donc bien des canaux biliaires.
2° Ils ne représentent pas des trabécules hépatiques
modifiées, car leur épithélium n'offre aucune ressemblance avec les éléments cellulaires du foie.
Les cellules de cet épithélium sont en effet plus
petites que les cellules hépatiques, leur forme est
plus allongée, leur noyau n'est pas rond, mais
ovoïde et se colore plus vivement. 5° L'examen des
coupes de cirrhose phosphorée expérimentale
démontre qu'entre les capillaires biliaires intertrabéculaires et les canalicules biliaires normaux, il
existe des canaux larges dépourvus d'épithélium,
sortes de canaux de jonction, qui ne sont que des
capillaires biliaires dilatés. Au contact du tissu
conjonctif qui prolifère et aborde les cellules,
l'épithélium des canalicules biliaires normaux se
multiplie et pénètre dans les capillaires biliaires
dilatés : alors seulement, pour Ackermann, ceux-ci
méritent le nom de canalicules biliaires néoformés.
Cette conception est une sorte de mélange de la
théorie par bourgeonnement et de la première
théorie de M. Cornil. Après ce qui vient d'être dit
il est inutile de faire remarquer combien cette
manière de voir diffère de celle qui a cours actuellement en France.

De cette longue discussion sur la genèse des
canalicules biliaires de nouvelle formation, se
dégage cette conclusion que, loin d'être l'apanage
exclusif de la cirrhose hypertrophique, ces canali-

cules se voient trop fréquemment dans les autres affections pour qu'on puisse leur assigner un rôle prépondérant dans le processus pathologique que j'étudie. Ils se montrent ici comme là sous l'influence des mêmes causes, et ils ne peuvent nullement servir de caractère distinctif. Bien autrement importantes nous paraissent les lésions que présentent les canaux biliaires portes, « les canalicules de moyen calibre », dans la cirrhose hypertrophique. J'ai eu soin, du reste, d'insister dans ma thèse sur le catarrhe dont ils sont le siège et sur l'hypertrophie conjonctive considérable qui se forme autour d'eux.

Cellule hépatique.

Si, par suite de l'envahissement du tissu conjonctif, la forme des lobules hépatiques a beaucoup changé, comme je l'ai déjà dit, il en est de même de leur volume, qui s'est le plus souvent amoindri. Mais ce qui est tout à fait frappant, c'est la conservation presque générale de l'aspect normal des cellules et des travées hépatiques. Ce fait n'avait pas échappé aux premiers auteurs qui ont écrit sur ce sujet ; ils ont pu constater la rareté de la dégénérescence graisseuse et de la dégénérescence pigmentaire

Que les lobules hépatiques ou mieux les *îlots parenchymateux* ne présentent pas de veine centrale ou qu'ils en renferment une, tantôt à leur centre, tantôt en un point quelconque de leur sur-

face, la veine centrale est toujours immédiatement
en contact avec les éléments cellulaires; on n'observe que rarement du tissu conjonctif autour
d'elle, et son orifice est tantôt arrondi comme à
l'état normal, tantôt allongé ou irrégulier.

Quels que soient la forme et le volume du plus
grand nombre des ilots parenchymateux, les cellules hépatiques sont ordinairement disposées sur
deux rangées longitudinales formant des trabécules qui rayonnent du centre à la périphérie.
Chaque rangée cellulaire borde un espace libre
qui lui est parallèle, plus étroit généralement que
le trabécule; ces espaces contiennent parfois quelques cellules aplaties allongées, ou quelques amas
pigmentaires; mais les cellules hépatiques qui les
bordent ne sont nullement modifiées ni dans leur
forme ni dans leur volume.

Les cellules hépatiques gardent leur forme po-
lyédrique, leur volume et leur noyau sur toute
l'étendue de la travée dont elles font partie; mais
au point même où elles arrivent en contact avec le
tissu conjonctif, elles se rapetissent, s'arrondissent,
perdent leur noyau, se fragmentent et finissent
par disparaître. A leur niveau le tissu conjonctif
entr'ouvre ses fibres, les enlace une par une et les
atrophie en les étreignant. Dans tout le reste du
lobule, la cellule se teint bien par le carmin. Le
noyau ressort vivement dans un protoplasma finement granulé et à contours nettement délimités.

Quel est le volume réel des cellules hépatiques

dans la cirrhose hypertrophique, ou au moins à une certaine phase d'évolution de cette maladie? Sur les préparations du foie du sujet dont j'ai relaté l'observation, les dimensions des cellules me paraissaient dépasser notablement celles des cellules hépatiques ordinaires, et en les comparant ensuite à des cellules de foies normaux et d'autres foies pathologiques, j'ai constaté une notable différence en faveur des cellules dans la cirrhose hypertrophique. Ce n'est pas seulement le volume du protoplasma, mais aussi celui des noyaux qui s'était accru; d'ailleurs, je n'ai trouvé que rarement deux noyaux dans une cellule.

En parcourant les observations de cirrhose hypertrophique où les cellules ont été examinées de près, je remarque que presque partout il est dit que ces cellules avaient conservé leur volume et leur aspect normaux.

Dans son observation, Ackermann signale plutôt la diminution du volume des cellules hépatiques, surtout là où elles affleurent le tissu conjonctif; mais, ajoute-t-il, elles conservent leur disposition trabéculaire radiée, et leur protoplasma ne renferme nulle part de graisse. Dans deux observations, M. le professeur Hayem relève le fait que, malgré des lésions étendues du tissu interstitiel, les cellules hépatiques n'avaient subi aucune dégénération. Même un certain nombre de lobules paraissaient très volumineux et formés de trabécules cellulaires d'une richesse véritablement remarquable en cellules. Enfin dans ma thèse j'insiste sur l'intégrité de ces éléments que je regarde comme une caractéristique de la cirrhose hypertrophique et j'ajoute que si les cellules se désagrègent, ce n'est que dans la période ultime de la maladie.

Ainsi donc, l'hyperplasie conjonctive considérable contraste avec l'hypertrophie ou l'état normal des cellules hépatiques.

Toutefois il peut arriver que la structure d'un certain nombre de lobules soit complètement bouleversée et que ces ilots lobulaires envahis par du tissu conjonctif ne renferment plus que quelques cellules hépatiques ou plutôt leurs débris. Ces cellules sont aplaties, allongées, infiltrées de pigment, sans noyau et, par-ci par-là, au milieu d'elles tranche nettement un amas biliaire. Si l'on examine l'espace porte correspondant à ces lobules, on observe souvent des concrétions dans les canalicules biliaires. Ces ilots parenchymateux épars paraissent donc détruits par la stagnation de la bile en amont de l'obstacle dans les canalicules excréteurs. Mais, encore une fois, bien peu de lobules hépatiques montrent quelques groupes cellulaires altérés à côté de cellules parfaitement saines.

Je ne saurais trop attirer l'attention sur l'hypertrophie des cellules hépatiques et la dilatation des espaces intertrabéculaires, qui ne sont autres évidemment que des canalicules biliaires intralobulaires dilatés, comme le prouvent les amas biliaires qu'on observe par place, dans leur intérieur.

Je relève encore ce fait que le tissu conjonctif ne présente pas ici des caractères différents de ceux qu'il présente dans la cirrhose vulgaire. Constitué par des cellules, des noyaux embryonnaires et par des fibres de plus en plus épaisses, il subit toutes les modifications du tissu conjonctif irrité et en voie de prolifération, c'est-à-dire qu'il passe de la phase embryonnaire à la phase adulte, fibreuse. Il se rétracte, car il donne également lieu à des nodosités, d'ailleurs ordinairement moins saillantes que dans la cirrhose de Laënnec. D'autre part, il est nécessaire d'admettre que l'hypertrophie hépatique n'est pas due seulement à l'hyperplasie du tissu conjonctif, mais aussi et surtout à l'état du parenchyme hépatique et à la dilatation des canalicules intralobulaires qui expliquent mieux la persistance de cette hypermégalie.

En résumé, le foie, dans la forme de cirrhose hypertrophique que j'étudie, se caractérise macroscopiquement par une hyperplasie considérable et permanente, avec conservation de sa forme ordinaire, et par l'absence de tout obstacle à l'écoulement biliaire tout le long des canaux de gros calibre.

Au point de vue microscopique, les caractères dominants de cette cirrhose sont : une hyperplasie conjonctive diffuse et très abondante, avec conservation parfaite de la plupart des cellules hépatiques, qui n'ont de tendance ni à subir la dégénérescence graisseuse, ni à s'infiltrer de pigment biliaire, et, d'autre part, l'angiocholite et la périangiocholite constantes des canalicules biliaires de moyen et de petit calibre.

Ces deux derniers caractères sont connus déjà depuis longtemps : il n'en est plus de même de celui tiré de l'état des cellules hépatiques, qui suffit à lui seul pour singulariser la cirrhose hypertrophique avec ictère, ainsi que va l'établir la revue comparative des diverses cirrhoses.

III

Diagnostic anatomique.

Il serait à peine nécessaire de nous arrêter à la cirrhose vulgaire de Laënnec, si la cirrhose hypertrophique n'en avait pas été considérée, par quelques auteurs, comme la phase initiale.

Pour ce qui concerne la cirrhose vulgaire atrophique confirmée, sa coupe microscopique est d'ordinaire tellement caractéristique qu'il n'y a pas matière à discussion. En effet, la disposition franchement circulaire du tissu conjonctif hypertrophié autour des lobules, la séparation nette de ce tissu des cellules hépatiques, le tassement, l'atrophie et la dégénérescence de ces dernières, la prédominance de la périphlébite dans les espaces portes, la lésion non moins évidente des veines sus-hépatiques, suffisent dans la majorité des cas pour fixer le diagnostic.

Quelquefois cependant, on est embarrassé, car si la limitation à la périphérie des lobules est prédominante dans la cirrhose atrophique, il est démontré aujourd'hui qu'elle peut envahir les lobules ; d'autre part, dans la cirrhose hypertrophique, il n'est pas rare de voir de nombreux lobules qui ne présentent pas trace de tissu conjonctif dans leur intérieur.

Mais en dehors de l'angiocholite et de la périangiocholite des canalicules de l'espace porte, l'examen des cellules hépatiques constitue encore un excellent caractère différentiel : dans la cirrhose atrophique, les cellules sont tassées, ne laissant aucun espace libre entre leurs travées ; la plupart d'entre elles sont atrophiées, allongées, infiltrées de graisse et de pigment biliaire. Si beaucoup peuvent encore présenter leur aspect normal, il est cependant rare de trouver un lobule dans lequel la plupart des cellules ne soient pas altérées. Dans la cirrhose hypertrophique, c'est le contraire qu'on observe, et il y a là, croyons-nous, une flagrante opposition entre les deux cirrhoses. De plus, la cirrhose atrophique est une cirrhose biveineuse, tandis que la précédente n'intéresse pas ou n'intéresse que secondairement, à titre accessoire, les veines sus-hépatiques.

Dans la cirrhose vulgaire, certains auteurs, ai-je dit, ont pensé qu'avant de se rétracter le tissu conjonctif, s'ajoutant au parenchyme, devait donner lieu à une phase d'augmentation de tout l'organe. En Allemagne cette idée est très répandue, et Rindfleisch, Birsch-Hirschfeld, Litten, Brieger, etc., ne considèrent la cirrhose hypertrophique que comme la phase initiale de la cirrhose vulgaire. Or, il s'agit le plus souvent, dans ces cas, de ce que M. Gilbert et moi avons proposé d'appeler la « cirrhose hypertrophique alcoolique », variété du foie alcoolique qui n'a rien à voir avec la cirrhose hypertrophique avec ictère chronique.

Il existait déjà quelques observations anatomiques de cette cirrhose. Ackermann, Kelsch et Wannebroucq et moi-même avions trouvé à l'autopsie d'alcooliques morts, sans avoir présenté aucun signe de cirrhose pendant la vie, un gros foie scléreux.

Dreschfeld, qui avait fait un grand nombre d'autopsies d'alcooliques morts de maladies intercurrentes à l'infirmerie de Manchester, avait rencontré des cas semblables. Il croyait lui aussi, comme les auteurs allemands, qu'il s'agissait de la première phase de la cirrhose atrophique ; mais laissons l'interprétation de côté et examinons la description qu'il en donne. D'après lui, le foie, au début de la cirrhose, est légèrement agrandi, sa surface lisse, sa consistance ferme. Au microscope, la cirrhose est essentiellement monolobulaire, tandis qu'elle est multilobulaire à une période avancée, où de fins trabécules conjonctifs pénètrent alors entre les lobules sans jamais arriver jusqu'à la veine centrale. Les canalicules biliaires interlobulaires prolifèrent et des amas de tissu conjonctif embryonnaire entourent les vaisseaux sanguins des espaces portes. Quant aux cellules hépatiques, ou bien elles se transforment en canalicules biliaires, ou bien elles sont tassées, allongées en fuseaux.

C'était, somme toute, la seule description d'ensemble qu'on avait encore il y a quelques années.

Depuis, j'ai pu juger par moi-même des caractères anatomiques que présentent ces gros foies cirrhosés des alcooliques. Les voici tels que M. Gilbert et moi les avons tracés dans notre communication à la Société médicale des Hôpitaux (mai 1890).

Le foie atteint le poids de 2 k., de 2 k. 500 ou même 3 kilog.; ses bords sont moins tranchants qu'à l'état normal; sa couleur est gris jaunâtre ou jaune rosé; sa surface est hérissée de saillies parfois assez notables, habituellement petites, de la dimension d'un grain de mil, d'une lentille ou d'un pois, disséminées principalement sur le bord postérieur ou sur le lobe gauche. Ces saillies deviennent plus apparentes après l'enlèvement de la capsule de Glisson lorsque celui-ci est possible; d'une façon générale elles sont moins nombreuses et moins accusées que dans la cirrhose atrophique, si bien que la surface du foie demeure beaucoup plus lisse que dans cette dernière.

Le parenchyme hépatique, d'une consistance plus

grande, crie sous le scalpel; sur une surface de section il se montre divisé en granulations jaunâtres par des anneaux fibreux rosés.

L'hypertrophie de la rate accompagne celle du foie et habituellement son poids dépasse 500 grammes. Les veines portes accessoires sont anormalement développées. La cavité péritonéale renferme ordinairement une quantité de liquide plus ou moins considérable.

A l'examen microscopique, le tissu du foie se montre segmenté par des anneaux de tissu conjonctif qui le décomposent en ilots de dimensions inégales. Les anneaux cirrhotiques contiennent la totalité des espaces portes et la majorité des veines sus-hépatiques. Ils sont formés de tissu fibreux. assez riche par place en cellules rondes. creusé d'angiectasies capillaires et sillonné en quelques points de néo-canalicules biliaires.

En somme, comme la cirrhose alcoolique atrophique. l'hypertrophique est une *sclérose annulaire* et une *sclérose péri-veineuse*.

Ce n'est donc point dans la topographie des lésions scléreuses que l'on doit chercher la raison de l'atrophie ou de l'hypermégalie du foie dans les cirrhoses alcooliques. Il est nécessaire de faire intervenir, d'une part. la question d'épaisseur et de rétractilité des anneaux scléreux. et, d'autre part. celle de la manière d'être de l'élément parenchymateux. en face de l'évolution cirrhotique. S'il fallait déterminer ici les raisons de la diminution de volume

11

du foie dans la cirrhose alcoolique atrophique, il serait aisé, avec les auteurs, d'invoquer la disparition d'un certain nombre de cellules hépatiques enserrées et comprimées par les anneaux scléreux épais et rétractiles de la cirrhose.

En ce qui concerne l'augmentation de volume du foie dans la cirrhose hypertrophique, elle est le résultat d'un processus complexe : d'un côté, au parenchyme normal s'ajoute un tissu anormal composé d'anneaux fibreux creusé de nombreuses angiectasies capillaires ; d'un autre côté, les travées hépatiques, loin de disparaître en même temps qu'évolue le tissu de sclérose, peuvent, ainsi que M. Gilbert et moi l'avons observé, — soit sous l'influence directe de l'alcool, soit sous l'influence de la sclérose d'origine alcoolique — s'hypertrophier par places et tendre à l'orientation concentrique que l'on observe dans l'hépatite nodulaire, justifiant ainsi, au sens strict, notre qualificatif d'*hypertrophique*.

Toute interprétation mise à part, c'est un fait que l'abus des boissons alcooliques conduit soit à l'atrophie, soit à l'hypertrophie scléreuse du foie.

Pour en revenir au diagnostic anatomique, il ressort bien évidemment des lésions macroscopiques et microscopiques qui viennent d'être rappelées que cette cirrhose n'offre aucune communauté avec la cirrhose hypertrophique avec ictère chronique : comme celle-ci elle est caractérisée, il est vrai, par l'augmentation de volume du foie et par l'intégrité relative des cellules hépatiques ; mais elle s'en dis-

tingue complètement par la disposition annulaire
du tissu conjonctif, le point de départ péri-portal et
péri-sus-hépatique de la sclérose, l'absence de
catarrhe des canalicules biliaires, la faible quantité de pigment biliaire qui imprègne les cellules,
pour signaler des caractères plus grossiers, par le
moindre développement du volume du foie et de
la rate, l'absence des kystes biliaires et des lésions
de la péritonite souvent si développées dans la maladie qui est ici en cause.

Les travaux de Dupont, Hutinel, Sabourin, Gilson,
Bellangé, etc., ont fait connaître une forme de
cirrhose hypertrophique qui s'accompagne souvent d'ictère et qu'on appelle cirrhose hypertrophique graisseuse.

Elle est constituée macroscopiquement par un
gros foie dont le poids peut atteindre de 2 à 4 kilogrammes et davantage, à forme plutôt cubique,
à surface lisse ou finement granuleuse, à teinte
jaune d'ocre pâle ; sa coupe est remarquablement
pâle, onctueuse au toucher ; sa consistance est
ferme, un peu pâteuse ; les gros vaisseaux sanguins
et biliaires sont ordinairement indemnes.

Microscopiquement, cette affection se caractérise
par une cirrhose généralement biveineuse ; des
trainées conjonctives partant des veines portes et
sus-hépatiques rayonnent dans tous les sens, divi-
sent les lobules par leurs anastomoses réciproques
en un grand nombre de départements qui sont
rarement aussi nettement circonscrits que dans la

cirrhose annulaire ; des travées qui manquent ainsi de bord tranchant se détachent des faisceaux qui vont se perdre entre les cellules hépatiques : une cirrhose plus ou moins monocellulaire résulte donc de la dissociation du lobule. Quant au parenchyme, « il y a là, dit Sabourin, une accumulation de graisse telle que le foie n'est plus qu'un amas de vésicules adipeuses énormes ». La lésion caractéristique, en effet, est une dégénérescence graisseuse de presque toutes les cellules hépatiques enclavées dans la cirrhose. On ne peut donc avoir l'ombre d'une hésitation entre cette cirrhose et la cirrhose hypertrophique avec ictère chronique.

Cirrhose syphilitique

La syphilis hépatique peut dans certains cas déterminer une cirrhose hypertrophique du foie avec ictère. Voici comment M. le professeur Hayem s'exprime à ce sujet : « Le foie syphilitique peut être cirrhosé, mais il l'est rarement à un degré extrême ; il peut être lisse, mais déjà à l'œil nu on voit qu'il est parcouru par des tractus épais qui le coupent et circonscrivent en petites portions de la manière la plus irrégulière.

« Au microscope, cette disposition particulière est également frappante. Le tissu du foie est parcouru par des bandes fibreuses, plus denses et plus organisées que celles de la cirrhose non spécifique, et lorsque le tissu pathologique pénètre dans un lobule, il y conserve encore la même forme de tractus ; il le fragmente plutôt qu'il ne l'infiltre, de sorte que le nom de cirrhose rubanée conviendrait très bien pour désigner cette disposition.

« Les acini comprimés, disséminés, taillés en morceaux par les bandes fibreuses, s'atrophient et la plupart des cellules s'altèrent; aussi l'organe ne tarde-t-il pas à présenter un volume de plus en plus petit. Mais là n'est pas le seul caractère important. On trouve, en effet, dans ces bandes fibreuses de petites gommes microscopiques. »

Virchow[1] avait dit d'autre part :

« Dans les foies syphilitiques, à côté de ses productions cicatricielles, simples et gommeuses, on voit d'autres altérations qui peuvent prendre une grande extension. Outre l'altération amyloïde qui donne au foie l'apparence de la cire et qui est rare du reste, on observe aussi une induration étendue, résultant du développement du tissu conjonctif interstitiel qui donne lieu à des formes de cirrhose, ou bien une altération particulière des cellules hépatiques analogues à l'altération des cellules rénales dans la néphrite parenchymateuse.

« Les cellules hépatiques augmentent de volume ; leur contenu se trouble et finit par subir la métamorphose graisseuse consécutive. J'ai décrit dans mes *Archives* un foie semblable qui me semblait très caractéristique; on aurait pu lui donner le nom de foie lardacé, si l'on n'avait tenu compte que de sa composition (d'albumine, de graisse et de tissu conjonctif).

1. Virchow. *La syphilis constitutionnelle*, traduct. Picard, p. 105.

« J'ai trouvé le plus souvent une hyperplasie et une hypertrophie des portions du foie qui n'étaient pas directement affectées. Les acini et les cellules hépatiques de ces parties acquéraient un volume tel, que l'accroissement du foie égalait presque la diminution du volume produite par les cicatrices les plus considérables ; le foie reprenait alors son volume normal, mais la forme de l'organe était encore plus profondément modifiée. »

Sur dix-sept cas d'hépatite syphilitique, Frerichs trouva quatre fois le volume du foie diminué, sept fois le volume normal, et six fois le volume augmenté ; sur ces six derniers cas, il y en avait cinq avec dégénérescence amyloïde. L'hépatite syphilitique peut donc être hypertrophique : pas n'est besoin d'ajouter, après ce qui vient d'être dit, qu'elle ne peut être confondue avec aucune autre.

Foie paludéen.   Les foies paludéens présentent des aspects qui varient selon l'âge de la maladie.

Ils sont ordinairement sclérosés à une époque avancée ; leur volume dépasse la normale, et ce qui les caractérise microscopiquement, c'est une infiltration abondante de *pigment sanguin* dans les cellules hépatiques et dans les trainées conjonctives.

M. Lancereaux caractérise ainsi la cirrhose paludéenne : « Aspect lisse ou peu granulé de la surface du foie, augmentation considérable du volume de cette glande sans atrophie consécutive bien manifeste ; coexistence d'une grande abondance de pigment sanguin plutôt que biliaire à l'intérieur

des cellules hépatiques.... La prolifération conjonctive se retrouve dans toutes les parties de la
glande, à l'intérieur même des lobules. » Elle n'est
pas réglée par le réseau veineux porte ou sus-hépatique. Au lieu de tractus fibreux, adultes, rigides
qu'on a coutume de rencontrer dans la cirrhose
commune, on trouve un tissu de sclérose à peine
organisé et des traînées d'éléments embryonnaires
qui s'avancent vers la périphérie des lobules en
dissociant leurs éléments.

Dans le diabète sucré avec mélanodermie j'ai
observé plusieurs cas de cirrhose hypertrophique
pigmentaire. Voici quels sont ses caractères briè-
vement résumés : Le foie pèse 2000 grammes ou
davantage; sa surface est finement granuleuse, sa
consistance est notablement accrue, sa teinte générale d'un brun roux.

Au microscope, le parenchyme glandulaire est
divisé en territoires inégaux, très variables comme
dimensions et comme formes, par des travées
fibreuses de tissu de sclérose. De ces travées les
unes sont larges et rubanées, les autres plus étroites
ou plus effilées; elles décrivent dans leur ensemble
des trajets curvilignes, se rejoignent et s'anastomosent entre elles, formant ainsi une véritable char-
pente de soutènement. Mais si elles peuvent dif-
férer entre elles par leurs caractères généraux de
dimensions ou de formes, elles ont toutes en commun un double attribut qui n'est autre que la
présence au sein du tissu fibreux de néo-canali-

cules biliaires et de *dépôts abondants de pigment noir*. La paroi propre des canaux biliaires et des artères est épaissie; enfin les veines portes et la plupart des veines sus-hépatiques sont comprises dans le tissu fibreux. Il y a ainsi autour des deux systèmes veineux un centre très net d'évolution.

Les cellules hépatiques sont d'ordinaire très altérées : quelques-unes sont graisseuses, presque toutes sont petites et chargées de granulations pigmentaires qui masquent en partie le noyau et donnent à la cellule tout entière une coloration d'un brun foncé. Aux pseudo-canalicules biliaires on voit se mélanger des formations pigmentaires très abondantes qui paraissent manifestement constituer les derniers restes des cellules hépatiques pigmentées et atrophiées au sein du tissu fibreux qui les entoure.

Dans cette cirrhose hypertrophique, la partie sécrétante et active de l'organe est donc détruite presque entièrement par un triple travail régressif, de dégénérescence graisseuse, de dégénérescence pigmentaire atrophique et de transformation pseudo-canaliculaire[1].

Dans l'hépatite tuberculeuse graisseuse hypertrophique le foie se montre augmenté de volume

1. Hanot et Chauffard. Cirrhose hypertrophique pigmentaire dans le diabète sucré. *Revue de médecine*, 1882, p. 585.

Hanot et Schachmann. Sur la cirrhose pigmentaire dans le diabète sucré. *Arch. de physiologie*, 1886.

Letulle. Cirrhose hypertrophique pigmentaire des diabétiques. *Bulletin de la Société med. des hôp.*, 1885.

et de poids, non modifié dans sa forme, avec une surface lisse ou légèrement chagrinée, de couleur jaunâtre et de consistance ferme.

L'examen microscopique révèle des altérations parenchymateuses et interstitielles. La lésion la plus grossière consiste en une infiltration du protoplasma des cellules hépatiques par de larges gouttelettes graisseuses. Le tissu conjonctif est le siège d'une infiltration diffuse par des cellules rondes dissociées ou non par des éléments fibrillaires et parsemées de distance en distance de *cellules géantes*. Il s'agit là de lésions spécifiques tuberculeuses. Elles offrent leur maximum au niveau des espaces portes d'où elles irradient dans les interstices des lobules et dans leur épaisseur le long des capillaires. Tel est l'aspect du foie dans la forme aiguë. Dans la forme subaiguë, le tissu conjonctif, semé de cellules géantes, marche vers une évolution scléreuse plus marquée, et il n'est pas rare de le voir constituer des ébauches d'anneaux ou même des anneaux véritables. Enfin il peut se faire que les travées hépatiques offrent l'hypertrophie et l'imbrication concentrique caractéristique de l'hépatite nodulaire parenchymateuse

Chez tous les vieux lithiasiques comme chez tous les sujets ayant présenté un ictère par rétention, quelle qu'en soit la cause, kyste hydatique, tumeur ganglionnaire, etc., on peut trouver à l'autopsie un foie cirrhosé gros ou petit. Outre l'obstacle à l'écoulement de la bile qui, une fois constaté, lève immédiatement tous les doutes, il sera toujours facile d'établir le véritable diagnostic en examinant les voies biliaires extra et intra-hépatiques qui sont ici dilatées.

Sur les coupes histologiques, la dilatation des canaux biliaires, les lésions cellulaires, sont certainement les meilleurs signes qui permettent de distinguer cette cirrhose biliaire de la cirrhose hypertrophique avec ictère chronique. Je laisse de côté, bien entendu, les cas où il existe par place des amas embryonnaires, véritables abcès microscopiques au début, ou des indices plus nets d'inflammation septique.

IV

Pathogénie.

Le mode suivant lequel les lésions se développent, se commandent ou se subordonnent, s'enchaînent, en un mot, est presque aussi obscur que la cause qui les produit. Les différentes opinions émises sur la nature du processus que suivent la cirrhose pour devenir hypertrophique et la glande biliaire pour produire l'ictère, sont loin d'être exemptes de tout reproche. Bien qu'il n'y en ait pas une seule qui satisfasse entièrement l'esprit, je vais cependant les passer en revue, me réservant d'insister sur celles qui me paraissent le plus rationnelles.

Pour M. Hayem, l'état de conservation dans lequel se trouvent les cellules hépatiques est un des faits les plus frappants. « Je ne crois pas, dit-il, que les cellules du foie prennent part à la formation du tissu interstitiel. Mais si l'on prétendait que, vu le volume considérable du foie dans les deux cas et notamment dans le second, le nombre des cellules devrait être augmenté, il me serait impossible de repousser cette hypothèse, car un certain nombre de lobules paraissent être volumineux et formés de trabécules cellulaires d'une richesse véritablement remarquable en cellules, dont un grand nombre étaient plus petites qu'à l'état normal.

« Il peut donc se faire que l'hyperplasie des cellules du foie joue un certain rôle dans la production de cette lésion hypertrophique. »

Ollivier suppose que dans la cirrhose atrophique la production de tissu conjonctif cesse à un moment donné, tandis que dans l'hypertrophique au contraire elle est continue; après avoir envahi les lobules du foie, elle pénètre jusque dans le tissu cellulaire interposé aux acini (Charcot et Luys). C'est donc à l'accumulation incessante de ce tissu qu'est due l'hypermégalie du foie.

D'autre part, M. Cornil cherche à voir dans les nombreux canalicules biliaires qui sillonnent les bandes de sclérose l'explication du phénomène clinique le plus important, l'ictère. « Au point de vue symptomatologique, écrit-il, cet état des canaux biliaires coïncide avec l'abondance de la bile et avec la conservation de ses qualités physiques, couleur, fluidité, etc. Bien plus, il y a dans nombre de faits une formation exagérée de la bile dans la cirrhose. Ainsi, sur quatre observations de cirrhose hypertrophique que nous rapportons ici, il y avait un ictère intense prolongé avec hypersécrétion de la bile qui colorait les selles dans deux d'entre elles. »

Mais laissons ces premières explications concernant l'hypertrophie du foie et l'ictère, et abordons la question de savoir si les altérations du stroma conjonctivo-vasculaire tiennent sous leur dépendance les lésions de la glande biliaire ou si celles-ci sont les premières en date et retentissent secondairement sur le tissu conjonctif.

Certains auteurs admettent qu'aussi intense, qu'aussi continu, le processus irritatif qui agit sur le tissu interstitiel pourra, à un moment donné, s'étendre aux canaux biliaires eux-mêmes : d'où l'angiocholite capillaire catarrhale subaiguë ou chronique, soumise aux mêmes poussées que l'hyperplasie conjonctive. Il ne s'agirait ici, en dernière analyse, que d'une sclérose hypertrophique avec catarrhe concomitant des canalicules biliaires ; il n'y aurait d'ajoutée que cette complication qui devient la cause de l'ictère chronique. Cette manière de voir paraît au premier abord d'autant plus

plausible que les affections hépatiques semblent se
compliquer volontiers de catarrhe des canaux biliaires, et par conséquent d'ictère. C'est même ce
qui se voit parfois pour la cirrhose atrophique où
l'ictère est d'ailleurs rarement accusé. A considérer les choses de cette façon, il ne répugne pas
d'admettre qu'en vertu d'une susceptibilité des
canalicules biliaires qui semble les entraîner facilement dans les processus irritatifs du voisinage,
la variété de cirrhose hypertrophique qui mérite
le nom de sclérose hypertrophique intra et extra-
lobulaire, pourra s'accompagner dès le début de
catarrhe des canalicules biliaires.

« Toutefois, disais-je dans ma thèse, il ne
serait pas tout à fait déraisonnable d'indiquer une
autre hypothèse. En considérant les lésions si profondes, si importantes des canalicules biliaires, la
subordination apparente sur plus d'une coupe de
l'hyperplasie conjonctive à la direction des canalicules, la précocité et la permanence de l'ictère,
ne peut-on pas se demander si la lésion primitive,
capitale, déterminante, ne consisterait pas dans ces
modifications des canalicules biliaires? Ce n'est
évidemment là qu'une simple hypothèse, mais il
est facile de démontrer qu'elle mérite considération.

« Il paraît à peu près démontré que dans certains cas de lithiase biliaire, il peut se produire,
en plus du catarrhe chronique, une périangiocholite, laquelle se propagera parfois plus ou moins

activement au tissu conjonctif extra-lobulaire qui s'hypertrophiera ainsi; de là, une cirrhose secondaire, développée principalement autour des canaux biliaires et qui aura pour symptômes principaux une hypertrophie hépatique et un ictère chronique. Mon ami M. Pierret a examiné avec soin un cas semblable dans le service du professeur Charcot. Il s'agissait d'une femme qui avait succombé après avoir été atteinte de lithiase biliaire avec ictère chronique. Le foie était très volumineux et sur les coupes faites par M. Pierret il était facile de reconnaître qu'il y avait autour des canalicules dilatés et à parois épaissies du tissu conjonctif de nouvelle formation sur une étendue variable selon les points.

« En juin 1875, mon collègue M. Pitres a étudié un cas analogue dans le laboratoire du professeur Charcot. On pourrait voir dans cette observation le premier stade des lésions du tissu conjonctif qui peuvent évoluer autour des canalicules biliaires altérés. » Et je citais alors l'observation de Kussmaul, observation de lithiase biliaire chronique, où l'inflammation des canalicules était allée jusqu'à la suppuration.

« Ce serait là en quelque sorte le maximum de ce qui s'est passé dans les observations de MM. Pierret et Pitres. Ces exemples rendent donc assez probable cette hypothèse que l'angiocholite et périangiocholite consécutives à la lithiase biliaire peuvent déterminer autour d'elles une sclérose, et que dans quelques-uns de ces cas les lésions et les symptômes se rapprochent autant que possible des lésions et des symptômes qui caractérisent l'affection que je retrace ici.

« Cela étant, n'est-il pas au moins rationnel d'admettre que quelquefois une angiocholite et une périangiocholite, quelle qu'en soit l'origine, pourront être également le point de départ de ces mêmes lésions et de ces mêmes symptômes? Assurément, d'autres recherches sont nécessaires sur ce point, et il n'est pas impossible que des études ultérieures démontrent que les choses se passent bien en réalité comme je le suppose maintenant. Alors il y aurait deux variétés bien distinctes de cirrhose : la cirrhose atrophique, ayant son point de départ autour des vaisseaux sanguins, et la cirrhose hypertrophique avec ictère, ayant son point de départ autour des canalicules biliaires : une cirrhose porte et une cirrhose biliaire, si on pouvait dire ainsi. »

Cette hypothèse reçut de MM. Charcot et Gombault la sanction expérimentale. En faisant la ligature du canal cholédoque, ces auteurs parvinrent à réaliser des lésions analogues à celles qu'on trouve dans le foie humain à la suite d'obstacle au cours de la bile. La description qu'ils en tracèrent est restée classique et les données nouvelles, loin de l'ébranler, n'ont fait que la compléter et l'expliquer.

Les animaux, des cochons d'Inde, moururent du 5ᵉ au 25ᵉ jour. A l'autopsie, la péritonite était le

Charcot et Gombault.

plus souvent circonscrite à la face inférieure du foie et au pourtour de la plaie abdominale. Le foie semblait avoir augmenté de volume, de consistance, et de rouge brun était devenu pâle jaunâtre. Quant à l'appareil excréteur de la bile, il avait subi une dilatation plus ou moins grande. Les parois s'étaient manifestement épaissies. Au microscope il existait un développement parallèle de la sclérose interlobulaire et des néo-canalicules biliaires, une sorte d'atrophie simple et dégénération vitreuse de la cellule hépatique en divers points du parenchyme et, de distance en distance, de petits amas de leucocytes, véritables abcès au début.

Sous l'influence de la ligature du canal cholédoque il s'était donc produit dans le foie, en même temps qu'une abondante prolifération du tissu interstitiel, une modification profonde de la constitution de l'appareil sécréteur de la bile. Les observations « montrent, de plus, que ces deux altérations se développent parallèlement, et semblent étroitement subordonnées l'une à l'autre. Lorsqu'on les envisage dans la série des cas observés, on les voit partir du hile, remonter ensemble plus ou moins haut dans l'épaisseur de l'organe en suivant la capsule de Glisson, et parvenir ainsi, dans certaines observations, jusqu'aux racines les plus ténues de l'appareil biliaire[1]. »

Mais quelle est de ces deux altérations celle qu'il

---

1 Charcot et Gombault. *Loc. cit.*, p. 288.

faut considérer comme primitive, celle qui tient sous sa dépendance l'évolution morbide et préside au développement de l'autre? L'opinion de Wickham Legg n'est guère admissible : car s'il croit que l'irritation traumatique produite sur la paroi du canal cholédoque se propage le long de la tunique externe de ce conduit jusqu'au tissu cellulaire du hile et monte de là par la capsule de Glisson jusque dans l'intérieur du foie, il ne tient absolument aucun compte de l'accumulation de la bile dans l'intérieur de ses canaux d'excrétion. Or, la rétention de la bile produit la dilatation de la vésicule et des gros canaux biliaires ; en outre la muqueuse des canaux est le siège d'une prolifération épithéliale qu'il faut expliquer. — Je cite textuellement et à dessein ces lignes qui semblent écrites d'hier.

— « La distension brusque est-elle le seul agent qui intervienne pour produire cet état? Il est bien probable que non, car il faut tenir compte des modifications que la bile a subies pendant la durée de son séjour dans les réservoirs distendus. On a remarqué sans doute que, dans un cas. le liquide examiné aussitôt après la mort contenait une quantité considérable de vibrions; et il est bien naturel d'admettre qu'ainsi modifié, il a pu contribuer pour sa part à enflammer les surfaces qu'il baignait[1]. »

En résumé. pour ces auteurs, la rétention de la

1. CHARCOT et GOMBAULT. *Loc. citato.*, p. 289.

bile paraît la cause réelle des accidents observés ; le processus irritatif né sous cette influence semble, à leur avis, porter son action sur la muqueuse du conduit pour cheminer ensuite, de dedans en dehors, de cette membrane vers les autres tuniques, et atteindre enfin secondairement le tissu conjonctif.

Je passe à dessein sur les travaux de Wickham Legg, de Mayer, antérieurs au mémoire précité, et sur ceux de Chambard, de Foa et Salvioli, de Nicati et Richaud, de Simmonds, de Bauer ; car ces travaux sont pour la plupart confirmatifs des expériences de MM. Charcot et Gombault et les dissidences qu'on peut y relever ont aujourd'hui leur explication.

J'arrive ainsi au tout récent mémoire de Steinhaus, sur la ligature aseptique du canal cholédoque. Cet expérimentateur est arrivé aux mêmes résultats que M. Straus. La ligature du canal excréteur du foie, pas plus que celle du canal excréteur du rein ne détermine de prolifération conjonctive : pour que celle-ci se développe, il faut l'intervention d'agents septiques. On comprend maintenant pourquoi les résultats obtenus, pour être concordants dans leur ensemble, ont pu varier avec les expériences. Suivant que les micro-organismes introduits par la plaie seront plus ou moins nombreux, plus ou moins virulents et que leur action aura été plus ou moins longue, les lésions porto-biliaires seront plus ou moins accusées.

On peut donc dire avec MM. Charcot et Gombault que les lésions du foie provoquées par l'obstruction des voies biliaires offrent, sous certains rapports. une ressemblance avec celles qui se produisent chez les animaux expérimentalement placés dans des conditions analogues.

J'ai rappelé, au début de ce livre, comment ces auteurs avaient fait ressortir dans un second mémoire les analogies de la cirrhose par oblitération expérimentale avec la cirrhose hypertrophique que je venais de décrire. Il serait surperflu d'y revenir de nouveau.

Je passe maintenant à l'examen d'une opinion qui s'écarte totalement des précédentes. Pour Acker-mann, la cirrhose hypertrophique a son point de départ non dans une lésion des canaux biliaires, comme on l'avait cru jusqu'à lui, mais dans une lésion des veines portes. A son avis, la cirrhose hypertrophique et la cirrhose atrophique sont deux affections extrêmement différentes, n'ayant aucun lien de parenté, au point de vue pathogénique comme au point de vue anatomique. Tandis que dans la première la prolifération conjonctive a son point de départ dans les vaisseaux normaux du foie. elle procède dans la seconde des branches vasculaires néoformées aux dépens des ramifications interacineuses de l'artère hépatique dont elles peuvent être considérées comme les prolongements capillaires. Ce sont les cellules graisseuses et granuleuses de la zone marginale des acini qui, se conduisant à la façon d'un corps étranger, provoquent et déterminent la néoformation conjonctivo-vasculaire. Dans la cirrhose atrophique, le tissu conjonctif nouveau forme des granulations en se rétractant et comprime dès le début les branches de la veine porte et les capillaires de la périphérie des lobules : il agit, en un mot, à la manière d'un tissu inflammatoire rétractile. Dans la cirrhose hypertrophique, au contraire il se conduit comme s'il était de nature éléphantiasique ; il n'interrompt pas la communication entre les veines portes et les veines hépatiques : aussi les phénomènes de stase sont-ils très rares, s'ils ne font pas complètement défaut.

Wannebroucq
et Kelsch. Avec MM. Kelsch et Wannebroucq, un nouvel élément intervient, la cellule hépatique. Qu'il s'agisse du rein ou du foie, la clef des inflammations hypertrophiques se trouve précisément dans les lésions parenchymateuses[1]. « Ce sont les altérations hyperplasiques prédominantes du parenchyme qui donnent à la cirrhose hypertrophique son cachet anatomique et caractéristique.... L'hyperémie capillaire chronique, l'hyperplasie nodulaire et diffuse du parenchyme sont les vraies causes de l'hypermégalie persistante de l'organe. Le retrait de la néoplasie fibreuse, qu'il s'effectue énergiquement ou non, ne saurait prévaloir contre l'effet de l'hyperémie chronique et des altérations parenchymateuses, une fois que ces désordres ont acquis un

---

1. WANNEBROUCQ et KELSCH. *Arch. de phys.*, 1881, p. 820.

certain degré. Il n'y a pas à proprement parler de cirrhose hypertrophique et la dénomination d'hépatite parenchymateuse mérite, ce semble, d'être préférée ! » Telle est la théorie de MM. Kelsch et Wannebroucq, théorie fort ingénieuse mais qui repose sur trois observations que j'hésite à regarder comme des exemples de cirrhose hypertrophique avec ictère chronique.

Toutes ces théories pathogéniques sont assurément fort discutables. Il est bien difficile d'accorder créance à l'opinion de MM. Kelsch et Wannebroucq, lorsqu'on sait que l'intégrité de la cellule hépatique persiste jusqu'au dernier moment. D'autre part, la manière de voir d'Ackermann, qui considère les lésions de la veine porte comme primordiales, n'est guère admissible dans une affection où l'ascite fait pour ainsi dire constamment défaut.

La cirrhose hypertrophique avec ictère chronique appartient au groupe anatomique des cirrhoses portobiliaires. L'absence d'ascite, la libre communication assurée au courant sanguin entre le système porte et le système sus-hépatique, l'apparition précoce de l'ictère, la prédominance des lésions autour des canaux biliaires : telles sont les raisons qui m'engagent à regarder les voies biliaires comme le centre d'évolution du processus morbide. Et à ce processus la cellule hépatique participe sans aucun doute. Entre toutes les affections du foie cette cirrhose compte parmi les plus riches en néo-canalicules : c'est là un fait qu'on ne peut nier et qui a son importance. En outre, bien loin d'arrêter la fabrication de la bile, il semble qu'elle exerce une sorte d'excitation sur la glande, qui, malgré l'ictère, continue pendant des mois et des années à déverser le produit de sa sécrétion dans l'intestin : c'est le fait clinique que Schachmann et moi avions en vue lorsque nous avons proposé autrefois le nom de *diabète biliaire*.

Quant à l'origine même de la maladie, tout ou presque tout est hypothèse pour l'instant. S'agit-il d'une infection d'origine intestinale ou d'origine biliaire? Peut-être est-ce dans cette voie encore inexplorée qu'il faut chercher la solution du problème.

TABLE DES MATIÈRES

24251. — Imp. Lahure, rue de Fleurus, 9, à Paris.

www.ingramcontent.com/pod-product-compliance
Ingram Content Group UK Ltd.
Pitfield, Milton Keynes, MK11 3LW, UK
UKHW021637170726
13836UKWH00005B/2247